远离 甲状腺癌

U0388323

主 编 丁 超

人民卫生出版社
·北京·

版权所有，侵权必究！

图书在版编目（CIP）数据

远离甲状腺癌 / 丁超主编. -- 北京：人民卫生出版社，2024.10. -- ISBN 978-7-117-36972-5

Ⅰ. R736.1

中国国家版本馆 CIP 数据核字第 2024V7D866 号

| 人卫智网 | www.ipmph.com | 医学教育、学术、考试、健康，购书智慧智能综合服务平台 |
| 人卫官网 | www.pmph.com | 人卫官方资讯发布平台 |

远离甲状腺癌

Yuanli Jiazhuangxian Ai

主　　编：丁　超

出版发行：人民卫生出版社（中继线 010-59780011）

地　　址：北京市朝阳区潘家园南里 19 号

邮　　编：100021

E - mail：pmph @ pmph.com

购书热线：010-59787592　010-59787584　010-65264830

印　　刷：三河市宏达印刷有限公司

经　　销：新华书店

开　　本：889×1194　1/32　　印张：3.5

字　　数：82 千字

版　　次：2024 年 10 月第 1 版

印　　次：2024 年 10 月第 1 次印刷

标准书号：ISBN 978-7-117-36972-5

定　　价：39.80 元

打击盗版举报电话：**010-59787491**　　E-mail：WQ @ pmph.com

质量问题联系电话：**010-59787234**　　E-mail：zhiliang @ pmph.com

数字融合服务电话：**4001118166**　　E-mail：zengzhi @ pmph.com

编委会

主　审　石铁锋　苗素生

主　编　丁　超

副主编　于惠铭　王春敬　苑振楠　王凯峰

编　委（以姓氏笔画为序）

　　　　丁　超　哈尔滨医科大学附属第二医院

　　　　于惠铭　哈尔滨医科大学附属第一医院

　　　　于景超　河北省沧州中西医结合医院

　　　　王　晶　哈尔滨市第一医院

　　　　王大洋　哈尔滨医科大学附属第二医院

　　　　王凯峰　哈尔滨医科大学附属第二医院

　　　　王春敬　哈尔滨医科大学附属第二医院

　　　　付　悦　哈尔滨医科大学附属肿瘤医院

　　　　付柏杨　哈尔滨医科大学附属第二医院

　　　　代思明　哈尔滨医科大学附属第一医院

　　　　丛　珊　哈尔滨医科大学附属第二医院

　　　　刘　洋　聊城市人民医院

　　　　刘　洋　哈尔滨医科大学附属第二医院

　　　　刘展心　哈尔滨医科大学附属第一医院

　　　　孙笑可　哈尔滨医科大学附属第二医院

　　　　牟丹丹　哈尔滨医科大学附属第二医院

　　　　李　伟　哈尔滨医科大学附属肿瘤医院

　　　　李　娜　哈尔滨医科大学公共卫生学院

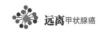

杨宪广　哈尔滨医科大学附属肿瘤医院
时佰胜　哈尔滨医科大学附属第二医院
张　聪　哈尔滨医科大学附属肿瘤医院
张志程　哈尔滨医科大学附属第四医院
张希尧　哈尔滨医科大学附属第四医院
陈佳磊　北大荒集团总医院（黑龙江省第二肿瘤医院）
苑振楠　哈尔滨医科大学附属肿瘤医院
倪雅楠　哈尔滨医科大学附属第二医院
徐世文　哈尔滨医科大学附属第二医院
徐博然　哈尔滨医科大学附属第二医院
高文超　哈尔滨市第一医院
郭伦华　哈尔滨医科大学附属肿瘤医院

序

　　健康是促进人全面发展的必然要求,是经济社会发展的基础条件。实现国民健康长寿,是国家富强、民族振兴的重要标志。人们常把健康放在首位,而事业、家庭、名誉、财富等都放在次位,人生圆满全系于第一位的健康。目前我国医疗卫生事业发展迅速,居民主要健康指标总体优于其他中高收入国家平均水平,健康中国占据优先发展的战略地位。随着工业化、城镇化、人口老龄化的到来,中国居民生产生活方式和疾病谱在不断变化,各种慢性非传染性疾病导致的死亡率和疾病负担大大提高,癌症也正在其中。所以,了解、认识癌症的相关知识,会降低这些疾病给人民和社会带来的巨大负担,这也是我们医疗工作者的职责所在。

　　我国人口众多,公众健康素养存在一定的城乡差异,居民的健康知识知晓率较低,不合理、不健康的生活方式较为普遍。《"健康中国 2030"规划纲要》中指出,普及健康生活、加强健康教育、提高全民身体素质,这告诉我们将医学知识、健康知识用公众易于理解、接受和参与的方式进行普及,使用社会化、群体化、经常化的科普方式,能够更有效地助力健康中国战略,这也是本书编写的出发点和落脚点。

　　据 2022 年新近的中国癌症新发病例统计数据,全国癌症新发病例数达 482.47 万,男性发病率要高于女性。在全国癌症发病率排行榜中肺癌位居榜首,患病人数达 106.06 万,其次为结直肠癌,患病人数达 51.71 万,而甲状腺癌位居第三,患

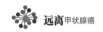

病人数达 46.61 万。甲状腺癌发病率在女性中位居第三，在男性中位居第七，但较之以前来看，甲状腺癌发病率依旧呈现不断上升趋势。这其中的原因，不仅是人口老龄化，也伴随着公众肿瘤预防意识的提升以及更便捷的医疗条件，越来越多的癌症可以被早诊早筛。

《关于新时代进一步加强科学技术普及工作的意见》中指出，目前还存在对科普工作重要性认识不到位、高质量科普产品和服务供给不足、网络伪科普流传等问题。随着科学技术的发展进步，医务工作者对甲状腺疾病以及甲状腺癌的诊断和治疗手段，在理论和实际层面上已经与之前有很大的不同，除了传统的检查和治疗手段之外，许多新兴的、更加精准、更加有效的手段如雨后春笋般不断浮现。本书主编丁超医生在临床繁忙工作之余，仍孜孜不倦，带领团队完成甲状腺癌相关科学知识的科普创作，从甲状腺癌研究进展、甲状腺癌治疗新技术等各方面做出科学、系统、全面的讲解，相信读完本书，病人将会正确认识甲状腺癌，以积极乐观的态度战胜疾病，远离甲状腺癌。

秦华东

哈尔滨医科大学附属第二医院甲状腺肿瘤治疗中心
中国研究型医院学会甲状腺疾病专业委员会副主任委员
黑龙江省医学会甲状腺外科分会主任委员
2024 年 8 月

　　不知道癌症在你的心目中是怎样的一个形象？是张牙舞爪的恶魔？还是死神的化身？听闻癌症，你的心中是惊慌恐惧，还是焦虑、抑郁？尽管社会在进步，医学科技在发展，但癌症的发病率仍居高不下。据统计，2020年中国新发癌症病例457万例，死亡病例300万例。其中，30%的癌症与吸烟直接相关，35%的癌症与营养、运动、肥胖、超重、饮酒、紫外线辐射暴露、特定感染直接相关，仅有约15%的癌症致癌因素是遗传性的，超过85%的癌症致癌因素是可以预防的。2006年，世界卫生组织将"癌症"定义为可控制的慢性疾病。癌症的本质是什么，我们该如何全面提高自己对癌症的认识？希望读完这本书，能够让你重新认知癌症的本质。

　　近10年来，甲状腺癌是内分泌系统最常见的恶性肿瘤，发病率在全球范围内呈稳步上升的趋势。2023年国家癌症中心发布的全国癌症报告显示，甲状腺癌发病率已跃居我国第7位，其中女性是男性的3倍。甲状腺癌发病率的增高与甲状腺彩超的普及和人们体检意识的提高密切相关。由于甲状腺癌发病率的快速上升，社会上产生了两种对待甲状腺癌的极端认知：第一种，过度治疗，认为甲状腺结节必须通过手术、消融等方式进行过激的处理，避免结节进一步恶化；第二种，过度轻视，认为甲状腺癌发病率增高是由于过度检查引起的，甲状腺癌预后那么好，现在的治疗方法都是过度的，不治疗或者不彻底治疗也没关系。

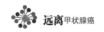

甲状腺腺体虽然体积小，但其解剖结构复杂、功能重要。例如，人体中大约 30% 的能量通过甲状腺激素进行调节。由于毗邻颈部重要的器官与神经，使得甲状腺手术风险高，病人容易出现术后并发症。但手术并不是甲状腺癌治疗的全部，手术后的病人几乎都要经历长期甚至终身服药的情况，有些还需要后续的碘 -131 治疗，这些治疗常常让病人感到担忧和困惑。

为了使大家对癌症（尤其甲状腺癌）有一个全面、科学的认知，我们编写了此书。本书严格按照共识、指南编写，内容包括对于癌症的认知，甲状腺的功能与解剖，甲状腺良性结节的处置，甲状腺癌病因、检查、诊断、手术治疗、术后并发症、术后内分泌治疗、碘 -131 治疗等。本书可作为基层医护人员的学术参考书，可以经常翻阅，掌握甲状腺癌以及其他几种常见疾病的诊疗规范与流程。同时，希望广大读者阅读后，可以正确认识甲状腺癌。作为从事甲状腺疾病诊治的临床工作者，我们尝试在专业性和通俗性之间找到一个平衡点，尽量用简洁易懂的语言来讲解专业的知识。但由于水平所限，书中错漏和不妥之处在所难免，请广大读者批评指正。

丁超

2024 年初春于哈尔滨

目录

第一章

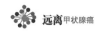
第二章

第三章

第四章

带你了解甲状腺癌的早诊、早筛和预防 ··············**41**

第五章

得了甲状腺癌也别怕，正确治疗是良方 …………**55**

第六章

甲状腺癌术前术后那些事儿 ·········· **69**

第一章

你真的了解癌症吗

一、到底什么是癌症

大多数人都会"谈癌色变",但是,大家真的了解癌症吗?下面我们先聊聊什么是癌症。癌症是一种典型的细胞增殖失控性的疾病,简单地说就是人的身体里出现了一种特殊细胞,它的生长、繁殖不受身体控制,有时候还会跑到其他地方去"繁衍生息",我们称这种细胞为癌细胞。有了癌细胞的存在,人就有可能得癌症。为了更准确地理解癌症以及癌细胞,我们需要简单了解一下正常的细胞。

人体由上万亿个细胞组成,这些细胞是组成人体结构、维持正常生理功能的最基本单位。这些细胞并非一成不变,每分钟、每一秒都有难以计数的细胞衰老死亡,又有无数的新生细胞通过分裂增殖补充进来。这种由生到死、循环往复的过程,由一系列极其复杂的生理机制进行调控。但是,再精密的机器也有出错的时候,人体也是这样。

有一种哲学观点"人不能两次踏进同一条河流",指的是万事万物都在不断变化,人体细胞也在不断变化,如果正常细胞变成了癌细胞,会发生什么呢?癌细胞不再受人体的控制,拥有了"永生不死"的超能力,它们会迅速地、无休止地分裂增殖,它们的数量将会呈几何倍数快速增长。很快,这些癌细胞就会在原来的地盘上"安营扎寨",并且从局部组织不停地向外扩散,甚至还会转移到远处器官,如肺、肝、脑等,悄无声息地潜伏下来,形成新的癌灶。

二、癌症和肿瘤是一回事吗

我们日常所说的癌症和肿瘤是一回事吗?其实它们在英

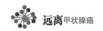

文中的表达是不一样的，分别是cancer（癌症）和tumor（肿瘤）。在生活中，我们经常会把这两个词语互相等同。一般情况下，将这两个词混用，没有太大的问题，但如果深究的话，它们两个还是有很大不同的。

"肿瘤"这个词，顾名思义，就是指一些具有实体的肿块，肿瘤具有良性和恶性之分。良性肿瘤实际上并不可怕，它们一般生长得比较缓慢，也没有向周围浸润或者向远处转移的能力，而且绝大多数良性肿瘤不会"走火入魔"，即不会恶变，对人体的危害性有限，可能最大的危害就是压迫周围的组织。恶性肿瘤就截然不同，它们生长迅速，而且通常会浸润周围组织，并且还会向远处转移，可能会造成人体消瘦、乏力、恶心、食欲缺乏、贫血，甚至恶病质，最终会导致病人死亡。

"癌症"在日常生活中，被人们习惯用来表示恶性肿瘤，以强调其恶性程度。癌症除了指能够形成实体肿块的恶性肿瘤之外，还包括来自造血系统的恶性增殖疾病，例如我们所熟知的白血病，其实也是癌症的一种。

简而言之，我们可以进行简单的分类记忆，肿瘤可以分为良性肿瘤和恶性肿瘤，而癌症就是恶性肿瘤加上白血病。

三、每年得癌症的人多吗

癌症领域顶级期刊《临床医生癌症杂志》（ *CA: A Cancer Journal for Clinicians* ）发表了来自全球癌症统计报告2020年的数据，这一癌症统计报告，对全世界185个国家36种癌症发病和死亡进行了预测。

2020年，全世界估计新发癌症1930万例，因癌症死亡人数近1000万。2020年全球女性乳腺癌估计新发病例230万例，占全部新发癌症病例11.7%，其次为肺癌（11.4%）、结直肠癌（10.0%）、前列腺癌（7.3%）。肺癌依旧是癌症死亡的主要原因，2020 年估计死亡近 180 万例（18%），其次为结直肠癌（9.4%）、肝癌（8.3%）、胃癌（7.7%）。

我国是人口大国，癌症统计数据显示（数据来自世界卫生组织：*World cancer report* 2020），平均每天约有 1.2 万人被确诊为癌症，每分钟约有 8.7 人被确诊癌症，每分钟约有 5.7 人死于癌症。了解癌症，预防癌症，刻不容缓。

2020 年中国癌症新发病例数位居前列的分别是：肺癌（82 万例）、结直肠癌（56 万例）、胃癌（48 万例）、乳腺癌（42 万例）、肝癌（41 万例）、食管癌（32 万例）、甲状腺癌（22 万例）。

通过这些数据，我们可以清楚地认识到，癌症并非罕见病，它可能正在悄无声息地攻击我们的身体，我们的亲人、朋友，我们要做的不是去逃避，而是要正视癌症，去了解、去勇敢地面对癌症。

四、癌症就是绝症吗

大家之所以都"谈癌色变"，最主要的原因为癌症病人的病死率通常很高，特别是一些症状不明显的癌症病人，或者一些晚期癌症病人，从确诊到死亡可能仅几个月的时间。癌症固然沉重，死亡固然可怕，但是我们必须面对一个问题：得了癌症一定会死亡吗？或者说癌症就是绝症吗？

前面我们说到，癌症会在人体组织器官中不断地增殖、扩张、浸润。这些增殖的癌细胞可以通过机械压迫，或者直接破坏人体的各种组织器官，对正常人体结构造成破坏，导致相应的组织器官功能障碍甚至功能衰竭，进而造成人的死亡。比如肺癌不断生长，会阻塞气管、压迫肺组织，导致人呼吸困难，甚至死于呼吸衰竭等。

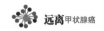

如果我们的重要器官(如脑、肺、肝等)没有癌症,只是一些不重要的地方出现癌症会怎样呢?有很大一部分癌症具有可以转移的特性,这些癌细胞不会一直"安于现状",它们具有四处侵袭的"野心"。即使是一些不十分重要部位的癌症,也有可能通过血液或者淋巴等途径,播散到全身各个地方。黑色素瘤就是一个很好的例子,它通常出现在足底、脚趾等无关紧要的地方,但是它的恶性程度极高,而且很容易早期转移,虽然看起来不致命,但等癌细胞转移到远处重要器官后,手术切除局部病灶已经无法解决问题,病人很有可能死于转移癌。

除了癌症对人造成的直接伤害外,癌症导致人死亡的另一个重要原因是癌症的并发症。例如,肝癌可能会导致上消化道出血、肝性脑病,肺癌可能会导致呼吸困难甚至呼吸衰竭,胃癌可能会导致消化不良、贫血、消瘦等。大部分晚期癌症病人会出现恶病质,所谓恶病质是指病人的全身状态已经很差了,一方面癌细胞肆虐,夺取人体大量的营养和能量;另一方面癌症病人食欲下降、营养不良。病人很有可能进入能量摄入与消耗持续失衡的状态,出现极度消瘦、完全卧床等情况,最终出现多器官功能衰竭进而死亡。

然而,并非所有癌症都会轻易夺去人的生命,基底细胞癌就是一个很好的例子。虽然它称作癌症,但是恶性程度却很低,是一种"懒惰"的癌症,病情进展比较缓慢,癌细胞转移发生的概率也比较低,只要接受了正规治疗,病人预后都比较好。

所以,我们不需要"谈癌色变",要正确地了解、认识癌症,知道自己得的到底是什么癌,不要盲目地认为只要得了癌症就没有好的结果。

五、 为什么癌症早期通常没有症状

我们经常会遇到类似的情况：某人平常看上去身体挺好的，某天因为不舒服去医院做了个检查，原以为只是一次普通的生病，却被诊断出癌症。有些疾病确实会突然发病，比如不小心淋了一次雨，回家之后突然发热、咳嗽；再比如，晚饭吃了不干净的东西，半夜突然拉肚子等。这些我们觉得突然发生的病一般属于急性病。而癌症是不一样的疾病，它并不会像感冒一样突然就出现。其实癌症是一种慢性疾病，跟我们所熟知的糖尿病、高血压这些疾病类似，在确诊癌症之前，癌细胞很可能已经在病人身体里存在了很长一段时间，经过不断地增殖，癌症进展到一定程度，才会被检查出来或者表现出来。所以，癌症的发生和进展都是非常隐匿的，很多癌症早期往往没有什么症状。

另外要说的是，我们固然要关注自己的身体健康，但也切莫过度焦虑。如果看到自己的大便或尿液变成红色，就以为自己得了肠癌、肾癌，先想想自己晚上是不是吃了红心火龙果；看到自己咳出的痰里有血丝，就以为自己得了肺癌，先想想自己是否喝水太少，嘴唇干裂而出血，或者既往有牙龈炎。

事实上，目前癌症领域的研究者们正在共同努力，努力让癌症变得不再像过去那样等同于绝症，许多癌症病人现在变得能够长期生存或者带癌生存。希望某一天，我们能突然得到一个消息——癌症变得和感冒一样容易治好，这也是医学工作者们和癌症病人们所期望的。

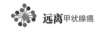

六、癌症会遗传吗

很多人都在担忧，癌症到底会不会遗传？比如，家里有人得癌症了，我是不是也会有得癌症的风险呢？这是大家非常关切的问题，问题的答案甚至会影响到癌症病人家属的生活。

对于癌症会不会遗传，我们不能简单地给出一个"会"或者"不会"的答案。许多研究发现，有些癌症的确会有家族遗传性，但是这类癌症所占比例很小，不超过 10%，剩余一大部分的癌症则跟遗传没有明确的关系，因为后天的生活环境以及生活方式在癌症的发生中发挥着至关重要的作用。所以，可以说癌症更主要的还是后天疾病。

那么，我们担心的那些"遗传性癌症"，究竟是什么东西在作怪呢？其实癌症本身并不会直接遗传，真正遗传的是导致癌症的突变基因。这些遗传性致癌基因突变，在专业上也被称为"致病性胚系突变"，可能来源于父亲的精子或者母亲的卵子，也就是说，这个突变的基因存在于最初始的受精卵中，随着这枚受精卵的不断分裂，这种致癌基因会存在于我们身体中的每一个细胞中，当然也包括精子和卵子，如此循环往复，这种突变的致癌基因就会在一个家族中一代代传下去。

2020 年 10 月，美国梅奥癌症中心的一项研究显示，研究人员对 2984 名癌症病人进行基因检测，包含乳腺癌、结直肠癌、肺癌、卵巢癌等。其中一共 397 名病人携带共计 426 种不同的致病性胚系突变，总的来说有 13.3% 的癌症病人存在遗传性癌症相关基因突变。

现在，越来越多的人开始做基因检测，人们都在关注一个问题：某个基因突变了，一定会得癌症吗？简单来说，当癌症

的突变基因足够强大时,只需要很少的后天环境影响就可能
导致癌症;如果突变基因本身力量微弱,当后天环境足够大时
也可能导致癌症发生。值得注意的是,就算我们没有从父母
那里直接得到那些致癌基因,也不能为所欲为,如果后天长期
暴露于致癌因素下,我们自身的基因也会发生突变,一步一步
积累,最终达到致癌的结果。

很多人看完后可能就开始担心,癌症是有遗传倾向的,我
的家族里有人就患有癌症,我是不是也危险了?我们需要根
据具体情况进行具体分析,一般来说,结直肠癌、乳腺癌、卵
巢癌与遗传关系较为紧密,10%～30% 的结直肠癌病人具有
家族聚集性。如果有亲人,尤其是直系近亲有这几种癌症,需
要引起重视。

如果可能有家族遗传性的癌症,我们应该怎么办呢?首
先应该寻求专业的医疗咨询,进行风险分析评估;其次要进行
相关的癌症筛查,减少与致癌物质的接触,早发现、早诊断、
早治疗。怀疑家族性遗传性癌症,千万不要听天由命,通过科
学的诊疗,可以降低癌症风险者的发病率,甚至将致命性的癌
症风险最小化。

七、 癌症跟年龄有关系吗

癌细胞是基因突变逐渐累积导致的结果,要经历一段漫
长的时间和多个不同的阶段才能真正发展成癌症。总体来
看,癌症倾向于是一种老年病,随着人体不断地衰老,细胞分
裂次数不断增多,所发生的基因突变也不断地累积增多,年龄
越大,患癌的风险也会越高。

衰老作为一种癌症风险因素已经成为共识,有研究表明,
癌症病人平均年龄为 66 岁,从 40 岁开始癌症发病率就快速升

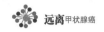

高,到 80 岁时癌症发病率到达顶峰。为什么我们会觉得身边的癌症病人很多呢？似乎在朋友或者家人中很容易就能找出一位癌症病人。其实,除了先天因素和后天生活环境及生活方式外,癌症发病率增高的另一个重要原因就是人类的寿命相比之前延长了很多。例如,20 世纪 50 年代我国人均寿命不过 40 岁,而到了 2017 年我国人均寿命已经达到了 76.7 岁,现在人均寿命更高。过去癌症发病率低,很可能是因为寿命比现在短,还没等基因突变累积到发生癌症的时候,人就已经因为各种其他疾病或情况去世了。

但是,如果说癌症是一种老年病,为什么儿童、青少年也会得癌症呢？白血病是儿童最常见的癌症,占所有儿童癌症发病总人数的 40% 左右。其实儿童患癌症与后天生活环境关系比较小,大部分是因为先天因素的存在,有的是因为孩子的父亲或者母亲将突变的致癌基因传给了孩子；有的是因为在妊娠过程中,由各种外源因素如放射线照射等,造成胎儿的基因突变导致了癌症。值得庆幸的是,儿童癌症的治疗效果往往优于成人癌症,但应用的放疗、化疗可能会对儿童造成其他较为严重的伤害,甚至会影响其一生。

八、 癌症跟肥胖有关系吗

人们经常说"中年发福",说的其实就是人到中年容易变得肥胖,有目共睹的是,肥胖者患糖尿病、高血压、冠心病等疾病的概率更高,还有可能患上高脂血症、高尿酸血症、睡眠呼吸暂停综合征等。我们可以通过一个公式来简单计算自己到底胖不胖。首先我们需要知道自己的身高、体重,之后根据公式:BMI= 体重(以 kg 为单位)/ 身高的平方(以 m 为单位),BMI 即体重指数。我国人群标准 BMI 范围是 $18.5 \sim 23.9 \text{kg/m}^2$,

24.0～27.9kg/m^2 为超重,超过(包含)28.0kg/m^2 为肥胖。

我们可以轻易地将肥胖和糖尿病或者冠心病联系起来,但要是说肥胖会导致癌症,可能会让很多人目瞪口呆。在我们的印象中,癌症病人往往都瘦骨嶙峋,跟肥胖怎么能扯上关系呢? 2018 年,《国际癌症期刊》上发表了来自我国学者的相关论文:研究者对 4000 万人进行研究,发现肥胖会增加子宫内膜癌、食管腺癌等 18 种癌症的患病风险,随着 BMI 增加,患癌风险也会相应提高。

肥胖导致癌症的具体原因目前尚不完全清楚,但至少我们知道,过多的脂肪会导致胰岛素分泌增加,也会导致雌激素过量分泌,肥胖者更容易发生炎症,同时过多的脂肪还会阻止免疫系统杀伤癌细胞。在诸多因素影响下,肥胖最终会增加人患癌的概率。

相信很多人看到这里都会想,我必须开始运动了。的确,运动可以提高我们的心肺功能,帮助我们保持一个健康的好身体,增强免疫力等。但我们也应该知道,运动要适度,要循序渐进,不能因为一时兴起或者挑战极限而在运动中太拼,导致横纹肌溶解症或者猝死可就得不偿失了。

九、癌症跟熬夜有关系吗

熬夜几乎已经成为现代人的生活常态,虽然我们都知道熬夜是一种不好的生活习惯,但很少有人真正去了解熬夜到底对身体有多大的危害。

人为什么需要睡觉呢? 其实答案不是唯一的,有人认为睡觉是为了养精蓄锐,也有人认为睡觉可以调节机体代谢或者增强记忆力等,总之核心观点就是,睡觉对于人的正常生活是必需的。与水、氧气、食物一样,睡觉是人维持正常生理功

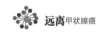

能不可或缺的一环。有研究表明,人在连续不睡觉的情况下,40 小时后思维就会迟钝,50 小时后身体精力就会下降,120 小时后会陷入精神错乱的状态。某种意义上来说,睡眠质量决定了人的生活质量。

那么熬夜到底有多危险呢?首先要说的是,熬夜与发胖具有一定的关系,有研究表明,熬夜会增加人的食欲和饥饿感,成人睡眠时间越短,体重增加的风险也就越高。同时,睡眠不好也会增加心血管疾病的风险以及患糖尿病的概率。2019 年 11 月,《科学》杂志发表了一篇文章,表明人在睡觉之后,血液会周期性地流出大脑,脑脊液会随之进入大脑并进行"冲洗",带走有害代谢产物,而如果长时间不入睡或者经常熬夜,大脑得不到"冲洗",会增加痴呆的患病风险。

熬夜会导致人的生物钟紊乱,从而增加患癌的风险。2010 年国际癌症研究机构就已经把"导致昼夜节律打乱的轮班工作"定义为 2 类致癌因素,与高温油炸食品是同等级别。有研究表明,失眠女性患乳腺癌风险比不失眠女性增加 2.38 倍。关于男性,与每晚睡 7 小时人群相比,每晚睡 6 小时和 3~5 小时的人群,患前列腺癌风险提高了 28% 和 64%。

熬夜通常是不会直接导致癌症发生的,只是会提高患癌率,癌症的发生是一个非常复杂的过程,而熬夜在其中只是一个影响因素。但是也要注意,睡得太多对身体同样有害,跟运动、饮食都是相同的道理,适度最好。

十、癌症会传染给别人吗

癌症并不是一种传染病,其本身也不具有直接传染的能力。但是有一些癌症会出现家族性或者聚集性的情况,让人误以为是互相传染导致的。如果长期生活在同一个地方的人患某种癌症的概率很高,就要首先考虑生活环境中是否存在某些致癌物质,当长期接触这些环境中的致癌物质时,这一个地区的人就有可能患同一种癌症。

传染性因素并不是首要的致癌因素,但也在致癌过程中发挥一定的作用,即癌症本身不具有传染性,但导致癌症的某些因素可能具有传染性。一个最直接的例子就是乙型肝炎病毒感染导致慢性乙型肝炎,最终导致肝癌的发生。而乙型肝炎病毒可以通过多种途径传播,就会造成肝癌互相传染的假象。这种类似的致癌因素我们称为"生物致癌因素",包括细菌、病毒、寄生虫等。当人体感染这些病原体后,通过一系列机制,对人体细胞产生慢性刺激或者直接修改基因,改变细胞的正常基因功能,最终会导致人体细胞发生癌变,促进癌症的发生,人乳头状瘤病毒(HPV)也是这样导致子宫颈癌的。

全球新发癌症病人中约 17% 与感染性疾病有关,通过控制这些传染性因素的传播并进行积极治疗,可以降低这些生物致癌因素相关癌症的发生。

十一、 生活中有哪些常见的致癌物质

1. 黄曲霉毒素 是目前我们所知的最强致癌物之一,1993 年就被国际癌症研究机构(IARC)认定为 1 类致癌物(对人体具有明确致癌性)。在发霉的花生、谷物、玉米和带苦味的坚果中都极有可能存在黄曲霉毒素,而且 280℃以上的高温才能够分解黄曲霉毒素。我们平时常用的烹饪方法几乎无法分解黄曲霉毒素,遇见食物过期或者发霉一定要及时丢弃,切忌因小失大。

2. 苯并芘(bǐ) 大家不一定听过它的学名,但是有烟的地方大多有它的存在,例如煤炭、杂草燃烧,或者高温油炸食

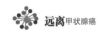

物（有油烟）等都可能产生苯并芘。除此之外，汽车尾气、熏烤食物当中也会有苯并芘的身影，它也归属于1类致癌物。

3. **槟榔** 生长于热带地区，具有药用价值，但是直接嚼槟榔容易让人上瘾，且对人体危害很大。槟榔除了对口腔黏膜、牙齿等产生直接损害，还具有强烈的致癌性，属于IARC致癌物清单1类致癌物，与口腔癌的发生密切相关。

4. **咸鱼** 难以想象，咸鱼居然被IARC列为1类致癌物。"咸鱼无罪"，真正有罪的是其含有的亚硝胺。在咸鱼、腌制肉类的加工过程中，会产生大量的亚硝胺化合物，而这种物质具有强烈的致癌性，与鼻咽癌、食管癌、胃癌的发生率都呈明显正相关，食用量越多，食用频率越高，患癌风险也就越大。

当然了，我们需要理性对待这些生活中的致癌物质，虽然我们知道这些物质具有强烈的致癌性，但是"量变产生质变"，不能说因为怕致癌，一生就不吃烤肉，不吃咸鱼了，食用量和食用频率也是我们需要考虑的因素。一个月吃两三次烤肉、两三条咸鱼，"浅尝辄止"，其实对身体没多大危害。而且也不是说吃了这些致癌物质就一定得癌症，癌症的发生是一个复杂的、综合的结果，并不是由某一个因素决定的。

十二、 吸烟和饮酒到底跟癌症有多大的关系

无论白酒、啤酒、红酒或者其他酒，都有一个共同的特点，那就是全部含有酒精，也就是乙醇。酒精在IARC公布的1类致癌物清单中反复地以不同形式出现，酒精与癌症之间有关系并不是一件稀奇事，只是公众对于酒精致癌认识不足。酒是重要的致癌因素这一点毋庸置疑，根据2018年世界卫生组织（WHO）公布的数据来看，全世界每年约330万人因酒精而死亡，美国临床肿瘤协会（ASCO）指出，全世界每年5.5%癌症

新增和 5.8% 癌症死亡与饮酒有关,换句话说每 18 个癌症病人中有 1 人、每 17 个因癌症死亡病人中有 1 人,他们的病情与饮酒有关。2018 年,一篇发表在世界顶级医学期刊《柳叶刀》上的文章,公布了令全世界较为吃惊的事实:研究人员花费 11 年时间,跟踪随访 19 个高收入国家的 59 万名参与者,研究结果显示:适量饮酒有益心脑血管健康的说法是完全错误的,饮酒不能带来任何的健康收益。我们建议大家如果本身不爱喝酒,那就滴酒不沾;如果平时饮酒量多,那就开始减少饮酒,最好戒酒。研究表明,喝酒者戒酒 20 年,得口腔癌、食管癌等癌症的风险与不饮酒人群几乎一致。

吸烟会引发肺癌这是大家都知道的,但是很多人尤其是吸烟者往往很难真的信服,或者存在侥幸心理。2019 年,剑桥大学和伦敦大学的学者们在顶级学术期刊《细胞》发表了文章,他们重点研究了烟草烟雾中重要致癌物质苯并芘,发现它可以诱导 DNA 上的 CC 碱基突变为 AA 碱基,这种基因突变类型与在吸烟肺癌病人中检测到的基因突变类型具有很强的相似性。也就是说,烟草烟雾当中的苯并芘直接能把干细胞的基因篡改了,这种基因篡改会增加许多疾病的发生风险,不仅有肺癌,还有许多其他疾病,如慢性阻塞性肺疾病、冠心病、脑卒中等,都与吸烟脱不了干系。那么,是否存在危害小的香烟呢?很多吸烟者被广告宣传的"低焦油"香烟所误导,实际上,大量的流行病学调查结果显示,选择低焦油香烟的吸烟者,其烟草相关疾病的患病风险并没有下降,哪怕选择极低焦油含量(每支 7mg)的香烟,死于肺癌的风险还是没变。任何为香烟"洗白"的说辞都是谎言,戒烟对所有人都百利而无一害。为了自己的健康,为了家人、为了后代的健康,从现在开始戒烟吧!

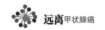

十三、 有什么方法可以阻止癌症的发生

之前我们谈到过，所谓癌症，就是出现了癌细胞，并且癌细胞不受人体控制进行疯狂地自我增殖，我们想阻止癌症的发生，本意是阻止癌细胞的出现，所以，有什么方法可以阻止细胞癌变吗？答案是没有。

我们没有任何方法可以阻止细胞癌变，关键是我们没有方法去阻止致癌基因突变。每个细胞进行分裂增殖时，都会进行DNA复制，之后再将两套DNA分发到两个分裂出来的细胞当中。在DNA复制过程中，就会自发地产生基因突变，这一点是目前外部手段所无法阻止的。另外，生活当中无处不有导致基因突变的因素，厨房油烟、装修有害气体、放射线、化学物质令人防不胜防。简单来说，我们无法阻止基因突变，无法阻止细胞癌变，我们能做的是通过健康的生活方式来降低癌症的发生风险。

十四、 甲状腺癌与其他癌症相比有什么不同吗

甲状腺癌是最常见的甲状腺恶性肿瘤，虽说是恶性肿瘤，但它却往往被大家忽视，为什么呢？原因在于甲状腺癌较低的死亡率以及较好的手术预后，导致其知名度并没有那么高。因此，甲状腺癌常常被人们称作"懒癌""幸运癌"。

其实，甲状腺癌也分很多种，我们所熟知、经常说的甲状腺癌应该叫甲状腺乳头状癌。甲状腺癌并不像我们熟悉的胃癌或者肺癌那样，在癌症早期就会出现胃痛、黑便或者咳嗽、呼吸不畅这种明显的表现，它与"癌中之王"——胰腺癌有着类似的"喜好"，悄无声息地在组织器官里扎根生长，早期没有

任何明显的表现，不去做检查甚至都不会发现自己的甲状腺上多了一个异物。

甲状腺癌的具体发病原因目前尚不清楚，但是针对它的手术治疗、碘 -131 辅助治疗等，技术都已经非常成熟，早期甲状腺癌术后 5 年生存率几乎为 100%，早发现、早诊断、早治疗，甲状腺癌并不可怕。

十五、 得了甲状腺癌并没有感觉，也会很严重吗

甲状腺癌病人通常会有两种极端想法：一种是不理不睬，也不治疗；另一种是过度担忧，茶不思，饭不想，特别担心癌症会突然进展和转移。

通常情况下，早期甲状腺癌经过规范治疗后并不可怕，但往往会由于各种各样的原因使得病人没有早期发现该疾病，或者没有在早期进入治疗，从而导致甲状腺癌进展。经分析，一个重要原因是大家低估了甲状腺微小乳头状癌，所说的"微小"，就是小于等于 1 厘米的甲状腺乳头状癌。临床上可见很多病人病理提示微小乳头状癌，但却发生了颈部淋巴结广泛转移。微小乳头状癌不治疗，忽视它的存在，导致肿瘤侵犯转移到邻近组织，则会大大影响生活质量和治疗效果。

得了甲状腺癌没有感觉也可能很严重，按时体检、接受正规治疗、密切随访可以避免大多数甲状腺癌风险。

十六、 为什么说甲状腺癌可以预防

甲状腺癌真的可以预防吗？从某种层面来说，是可以的。甲状腺癌是恶性肿瘤的一种，虽然我们不能完全阻止它的发生，但是可以从各种影响因素入手，降低发生率。

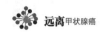

首先,与甲状腺癌关系最密切的当属幼年时期的颈部辐射,避免儿童做不必要的颈部放射检查可以一定程度上降低甲状腺癌的发生率。

其次,甲状腺癌与碘有关,碘缺乏也是导致甲状腺癌的高危因素之一。但是碘过量与甲状腺癌的关系尚无定论,大家只要在食用加碘盐的基础上,不再大量摄入含碘丰富的海产品,就是对甲状腺的一种保护。

另外,有一些对各种癌症都具有促进作用的危险因素,也同样对甲状腺癌的发生具有影响,例如含雌激素的药物、肥胖、饮食结构紊乱或者长期处于不良情绪、心理压力过大都可能会促进甲状腺结节或者甲状腺癌的发生。健康的生活习惯,平和的心态,就是对身体、对甲状腺最好的保护。

第二章

聊一聊我们的甲状腺

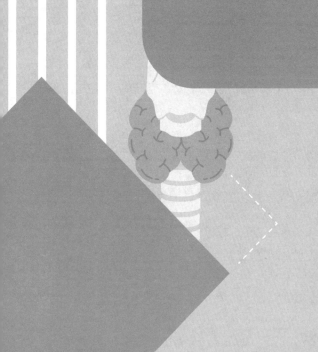

一、 甲状腺是什么器官

"甲状腺"可能很多人都听说过,但不是很了解,我来给大家介绍一下。我们每个人的脖子上都停着一只美丽的"小蝴蝶",它就是我们的甲状腺,甲状腺是人体最大的内分泌腺,也可以说是人体的"发动机",控制着人体的新陈代谢,其作用非常重要。它位于下颈部的正前方(男性喉结下方),依附在气管的两侧,分为左叶、右叶和峡部,形状就像一只张开翅膀的蝴蝶,重量相当于两个鹌鹑蛋。甲状腺一旦出现问题,人体就会表现出多种症状,包括烦躁易怒、多汗、消瘦等。所以说,我们一定要重视甲状腺健康。

二、 甲状腺有什么作用

甲状腺主要通过分泌甲状腺激素来发挥其功能,如果把甲状腺比作"司令部",甲状腺激素就像"传令官",通过甲状腺激素对各种组织器官功能进行调节来维持人体的正常生理功能。人体的新陈代谢离不开甲状腺激素,甲状腺激素可以提高人体的产热效率,也可以促进人体的正常生长发育,不仅是促进体格的发育,更重要的是促进神经系统的发育,所以,幼年时期缺乏甲状腺激素会导致"呆小症"的发生。

无论什么东西,适量就好,对于甲状腺激素而言也是这样的。人体中的甲状腺激素,如果多了会得甲亢,让人心神不宁、喜怒无常;如果少了会甲减,让人情感淡漠、茶饭不思。

甲状腺出了问题,往往会影响到人体的整体机能,出现甲状腺疾病一定要及时就医!

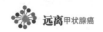

三、 甲状腺周围有很多重要的器官吗

甲状腺可不是一个"孤单"的器官，它的周围有许多环绕着它的小伙伴。甲状腺本身并不大，长大概 5 厘米，宽大概 2.5 厘米，只占据人体颈部下方正中间的一点地方。通常情况下，甲状腺的背面依附着 4 个甲状旁腺，它们分泌甲状旁腺激素，一起维持人体的健康生理功能。甲状腺的周围有重要的血管、神经，包括颈动脉、颈静脉、喉上神经、喉返神经等，它的后方邻近气管、食管，而这些组织器官又被颈部的肌肉、皮肤所包裹着。在这些组织器官的缝隙中，还"潜藏"着我们熟悉的淋巴结，不仅是甲状腺周围、肌肉之间、血管之间，甚至在颌下、耳后都有淋巴结的存在。人们往往会因为淋巴结疼痛或者肿胀误以为甲状腺出了问题而来检查甲状腺。

颈部出现问题来检查甲状腺无可厚非，但也不要什么都怪甲状腺，它的周围还有那么多的小伙伴，或许是他们之中的某个出了问题呢？小小的颈部，健康知识却非常丰富。

四、 甲状旁腺是什么？它是干什么的

甲状旁腺也是人体内分泌腺，通常在甲状腺的背面，有左右两对。跟甲状腺发挥作用的形式类似，甲状旁腺会分泌一种甲状旁腺激素来调节人体当中的钙和磷的含量。甲状旁腺激素如果缺乏，就会导致体内的钙渐渐变少，而磷会逐渐升高，很可能会导致骨质疏松症、肾结石、低钙抽搐，当症状十分严重时，甚至可能导致人的死亡。同样，甲状旁腺激素也是适量就好，有的人会患甲状旁腺功能亢进症，甲状旁腺激素升

高，会导致骨痛、骨折、高钙血症等问题。甲状旁腺是人体的重要器官之一，出了问题需要及早处置。

五、 甲状腺有问题，为什么有的人会声音嘶哑、饮水呛咳

有的咽喉部病变或者功能异常会导致人说话声音嘶哑、饮水呛咳，但这里我们想要说明的是仅跟甲状腺相关的表现。不管是人发声还是吞咽，说到底都是由我们的神经所控制，当神经受到了损伤，不论是受到了周围疾病的压迫、侵犯，还是因为手术造成的损伤，都会造成声音嘶哑和饮水呛咳。甲状腺周围有两个重要的神经，分别是喉上神经和喉返神经。当喉上神经受到损伤时，人就会出现饮水呛咳或者说话音调降低的表现，这对职业歌手来说往往是严重的伤害；当一侧喉返神经受到损伤时，会出现声音嘶哑的情况，而当两侧喉返神经都受到损伤时，人就会出现两侧声带麻痹导致呼吸不畅甚至窒息，严重影响病人的生活质量，甚至威胁生命。

随着外科手术技术的不断发展，手术并发神经损伤的概率在不断降低，病人以及家属所担心的问题，也是医生们所担心的问题，所有外科医生都在努力把手术做得越来越好。

六、 感冒发热、牙痛之后，脖子上多了一个疼痛的小结节，是甲状腺的问题吗

在门诊的时候经常遇见这种情况：很多人在感冒发热（俗称"发烧"）或牙疼之后发现脖子两侧、耳朵后面、下颌下面或者锁骨上面突然多出来一个甚至多个摸得到的小结节，有的还很疼。这时候很多人就开始担心了，是不是甲状腺出问题

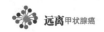

了,于是赶快来到医院检查一下。

其实,这些地方都是我们之前所介绍的颈部淋巴结的分布部位,而这种症状多是来自一个常见的疾病——颈部淋巴结炎。当出现上呼吸道感染、口腔、咽炎甚至中耳炎时,这些致病菌会通过淋巴液流到这些淋巴结当中,引起局部淋巴结的炎症,表现为淋巴结的肿大、疼痛等。大家不必太过担心,只要我们找到原发病,并积极去治疗原发病,淋巴结炎也就自然而然地消散了。

可能有的人会问:"我发现的淋巴结肿自打不疼之后也一直没变小消失,会不会癌变了?"这其实是慢性淋巴结炎的表现,淋巴结肿大、疼痛不明显,但同时表面光滑、活动度也良好,多是由于炎症治疗不及时或者机体免疫力下降导致淋巴结持续发炎,造成慢性病变。如果没有继续进展的表现,就不必太担心,多数病人是可以自行痊愈的。

七、自己在家能检查甲状腺吗

答案是可以进行初步检查。首先,在光线充足的环境下,站在镜子面前,充分暴露自己的脖子,并去除一切多余的装饰品,稍微抬头,左右转动自己的脖子,看脖子两侧是否有不对称的情况或者明显的肿块存在。其次,用手去触摸甲状腺所在的位置,就在颈部中央,甲状软骨的下方(甲状软骨在男性较为突出,形成喉结,而在女性一般较不明显,但依然可以触到"V"形软骨,其下方即为甲状腺),气管的两侧那里,一般在中间触摸到的有一些硬的"东西"是气管软骨或者喉结,触摸两侧的时候可以伴随吞咽口水的动作,去感受是否有随喉结上下移动的肿块存在。

需要注意的是,没摸到肿块不代表完全健康,通常来说,

1厘米以上的甲状腺结节才容易被触摸到，而有些人颈部的肌肉发达或脂肪较多，也较难摸得到。如果想准确地知道自己的甲状腺是否有结节，最好还是去医院做一个甲状腺超声，既快速又准确。

除了上述的自我触摸检查法外，我们还可以关注一些甲状腺疾病相关的症状和表现。例如，甲状腺肿大可能会导致呼吸困难、吞咽异物感、声音改变；某些甲状腺疾病可能会导致烦躁易怒、失眠、消瘦或者反应迟缓、月经不调等情况；而某些甲状腺疾病会导致疼痛，这也是最明显的表现。

当我们发现这些情况，或者怀疑自己有甲状腺问题，最好到医院寻求专业医生的帮助，切莫自己胡思乱想，避免延误病情。

八、甲状腺都有哪些常见疾病

（一）甲状腺功能亢进症

甲状腺功能亢进症，简称"甲亢"，它的发生主要是由甲状腺激素分泌过多引起的。甲状腺激素分泌过多，最直观的表现就是整个人变得容易激动、烦躁失眠、心悸、多汗又乏力，甚至可能会出现眼球突出。而甲亢对人体的危害除了这些症状外，最主要还体现在对心血管系统的影响，因为甲状腺激素的作用，可以导致心脏跳动得更快、更有力，长此以往会"累垮"心脏，引起心力衰竭、心律失常等，甲亢最常引起的心律失常就是房颤。

甲亢其实很好诊断，结合临床表现和甲状腺五项功能检测（简称"甲功五项"）就可以明确诊断，但如果要确定甲亢的

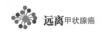

具体病因，到底是甲状腺自己开始变得亢进，还是因为肿瘤等导致的甲状腺亢进，就需要进一步检查了。

注：甲功五项是指甲状腺的五项健康情况检测数据，即游离三碘甲状腺原氨酸 FT_3、游离甲状腺素 FT_4、促甲状腺激素 TSH、抗甲状腺过氧化物酶抗体 Anti-TPO、抗甲状腺球蛋白抗体 Anti-Tg。

甲亢其实是一种常见疾病，得了甲亢也别担心，规律治疗效果一般都很好。通常会用抗甲状腺药物、放射性碘 -131 等方法控制甲亢的症状。如果药物无法控制，可以通过手术强制"关机"一部分甲状腺，强行让甲状腺激素恢复正常水平。

（二）甲状腺功能减退症

甲状腺功能减退症，简称"甲减"，看这个名字就知道，它专门和甲亢"唱反调"。甲减是由于甲状腺激素分泌减少所引起的，有一部分是原发的，也有由药物引起或者由手术引起的甲减。甲减病人通常会有表情呆滞、面色苍白、颜面水肿、脱发、皮肤干燥等症状。同样，甲减病人的心脏也会出现问题，多出现心包积液和心力衰竭，这是因为甲状腺激素不足、刺激太少，导致心脏"跳不动"而引起的。

甲减的诊断也比较简单，一个简单的甲功五项就可以明确诊断。与甲亢不同的是，对于甲减的治疗，一般情况下我们只能通过外源补充甲状腺激素去维持病人体内的激素水平，以达到治疗效果。

别想用手术去治疗甲减，因为我们不能通过切除一块甲状腺来提高甲状腺激素的水平，或者把别人的甲状腺移植给病人。所以说，甲减病人必须耐下心来，通过口服甲状腺激素来治疗。

（三）桥本甲状腺炎

桥本甲状腺炎在我们的生活中其实也很常见，或许我们身边就有患桥本甲状腺炎的人。为什么叫桥本甲状腺炎？因为这个疾病是日本学者桥本（其名字的简称）在1912年首次报道的，所以便以他的名字命名了这种疾病，当然，它还有另外一个名字：慢性淋巴细胞性甲状腺炎。

桥本甲状腺炎属于自身免疫性甲状腺炎，是一种自身免疫性疾病，简单来说就是我们身体中的免疫系统"倒戈相向"，分泌抗体攻击自己的细胞。桥本甲状腺炎通过甲功五项就可以明确诊断，这里我们主要看的是抗甲状腺过氧化物酶抗体（TPOAb）和抗甲状腺球蛋白抗体（TGAb）的数值，这两个物质就是针对我们甲状腺的抗体，它们一高就会导致甲状腺受到损伤，同时甲状腺还可能会弥漫性肿大。

当没有出现甲减，只有甲状腺轻度肿大时，我们可以不去过度在意这个疾病，当出现甲减的时候，我们就可以采取外源补充甲状腺激素的方法应对它。目前，尚没有针对这种疾病病因的治疗措施，我们能做到的也就是缓解症状，或者通过减少碘的摄入量、补充硒元素来延缓疾病的进展。

（四）亚急性甲状腺炎

亚急性甲状腺炎的另一个名字是肉芽肿性甲状腺炎，我们可以简单地叫它"亚甲炎"，它是最常见的有疼痛感觉的甲状腺疾病。亚甲炎的产生通常与各种病毒感染有关，好在它和感冒一样也是一种自限性的疾病，绝大多数是可以自愈的，并且不留有后遗症。

亚甲炎通常继发于病毒性咽炎、腮腺炎等疾病后的1～3周，甲状腺会有明显的疼痛，并伴有全身不适、发热、食欲减

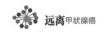

退等表现，此时我们去医院检查甲功五项会有异常数值。通常情况下亚甲炎分为三个时期，包括甲亢期、甲减期以及恢复期。出现这三个时期的原因是，亚甲炎早期甲状腺细胞被破坏，其中包含的甲状腺激素大量释放，造成了甲亢的假象；而后，炎症到达一定程度，甲状腺细胞储存的甲状腺激素释放殆尽，产生了甲减的表现；最后，炎症控制住了，到达了恢复期，身体里的甲状腺激素又恢复了稳定。

大多数的亚甲炎是可以自愈的，因此，症状轻的病人只需要吃一些阿司匹林、布洛芬等非甾体抗炎药缓解一下甲状腺的疼痛即可；情况较重的病人就需要使用糖皮质激素，比如泼尼松，无论什么药均需要在医生的指导下服用。

（五）甲状腺良性结节

相关调查统计显示，过去 30 年间，甲状腺结节的患病率升高了近 10 倍，平均每 10 个人就有 6 个人或 7 个人有甲状腺结节，其可能的原因：第一，随着综合国力的提高，全民健康意识也在不断增强，主动体检的人数增加了，甲状腺结节的检出率也就高了；第二，检查设备的灵敏度提高了，现在高分辨率超声已经非常普遍，能够检出很多以前无法观察到的微小结节；第三，生活方式变化，现代人饮食作息不规律，易产生情绪波动，久坐加之不爱运动导致肥胖流行，很容易导致甲状腺结节的产生。

甲状腺良性结节多数没有任何症状，有少部分病人会出现结节周围的疼痛、咽喉部异物感等，严重的病人可能伴有颈部的水肿。如果结节持续肿大，压迫周围组织时会产生相应的症状，如声音嘶哑、呼吸困难、吞咽困难等。甲状腺结节伴有甲亢时，会出现心悸烦躁、多汗、消瘦；甲状腺结节伴有甲减时，会出现怕冷、嗜睡、全身乏力等症状。特别说明的是，甲状腺囊性结节可能会出现囊内出血，导致囊肿迅速增大且伴有疼痛。

如上所述，大多数良性结节不伴有任何症状，只需要定期复查即可，一般每6～12个月复查一次超声和甲状腺功能检查。如果良性结节出现生长过大，产生压迫症状了，如呛咳、声嘶、呼吸困难等，尤其是胸骨后甲状腺肿，就需要进行相应的手术治疗了。同样，一些高功能腺瘤合并有甲亢的症状也需要进行放射性碘治疗或者手术治疗。如果良性结节怀疑有恶变倾向，或者合并有甲状腺癌高危因素，就要首先考虑手术治疗。

（六）甲状腺癌

甲状腺癌是内分泌系统最常见的恶性肿瘤之一，依据不同的分类标准可以分为甲状腺乳头状癌、甲状腺滤泡状癌、未分化甲状腺癌以及甲状腺髓样癌。其中，甲状腺乳头状癌是最常见的甲状腺恶性肿瘤，占所有甲状腺癌的90%以上。之前我们已经详细介绍过甲状腺乳头状癌。此外，甲状腺髓样癌较为特殊，因为其他几种癌来源于甲状腺滤泡上皮细胞，而髓样癌来源于甲状腺滤泡旁细胞（又叫"甲状腺C细胞"），会导致降钙素分泌过多，使血中钙浓度降低，是一种恶性程度高、预后差的癌症。但幸运的是，甲状腺髓样癌非常少见。

通常，通过甲状腺超声就可以大致分辨甲状腺结节的良恶性，但如果想准确判断，就需要通过超声引导下细针吸取细胞学检查（fine needle aspiration cytology，FNAC）进行病理学检查，FNAC是判断甲状腺结节良恶性的"金标准"。

针对甲状腺癌，最常见的处理方法就是手术治疗，清除病变的甲状腺组织，也就解决了疾病。至于手术方法在这里不赘述，后面会为大家进行详细地介绍。

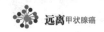

　　除了手术外,针对甲状腺癌还可以使用放射性碘治疗、TSH 抑制治疗。随着科技的不断发展,现在已经出现了甲状腺癌的靶向治疗药物。当然,我们一般会使用多种方法,综合治疗甲状腺癌。

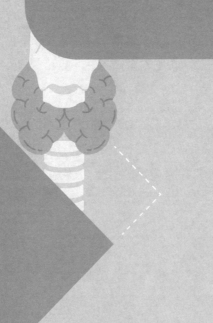

第三章

医生怎么知道甲状腺生病了……甲状腺疾病筛查与诊断

一、最常使用的甲状腺血液化验——甲状腺功能化验检查

甲状腺功能化验检查，简称"甲功"，是最常用的甲状腺血液化验，检查项目包括血清总甲状腺激素（TT_4）、总三碘甲状腺原氨酸（TT_3）、游离甲状腺激素（FT_4）、游离三碘甲状腺原氨酸（FT_3）、血清促甲状腺激素（TSH）及甲状腺自身抗体（TPOAb、TGAb、TRAb）测定。TSH 是促甲状腺激素，即促进甲状腺激素分泌的激素。T_3 和 T_4（T_3、T_4 统称为"甲状腺激素"，T_4 即"甲状腺素"）是两种由甲状腺分泌的激素，它们具有生理活性，T_3 占比较低，但活性更高。TPOAb、TGAb 与 TRAb 作为甲状腺自身抗体，在诊断自身免疫性甲状腺疾病时有重要意义。

二、甲状腺的肿瘤标志物——甲状腺球蛋白

甲状腺球蛋白是由甲状腺滤泡上皮细胞分泌的，它升高的原因可能有很多种，如分化型甲状腺癌、甲状腺炎、甲状腺肿等，是分化型甲状腺癌手术后复查的重要指标之一，能够一定程度上提示肿瘤的复发和转移。

三、最常用的甲状腺疾病筛查手段——甲状腺超声

如果你怀疑自己有甲状腺结节，首先选择的影像学检查不是 CT，不是核磁，而是超声。高分辨率超声已经成为甲状腺结节的主要影像学检查方法，具有无创、方便、价格低廉、无放射性等优势，是其他影像手段不可比拟的。而且，超声对

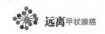

结节的检出有相当高的敏感性，可以发现1~2毫米大小的结节，有助于结节良恶性的判断。虽然核素显像可以帮助辨别结节的功能和血供，但一般不作为判断良恶性的依据。此外，甲状腺超声也是甲状腺手术后重要的复查内容之一。

四、带你读懂甲状腺超声报告

（一）如何读懂彩超

可以通过以下几个方面来判断甲状腺超声检查结果的良恶性。

第一，回声，分为低回声、等回声、高回声和无回声。如果结节回报的是低回声，那么一定要注意，很有可能是一个不好的结节。

第二，结节的边界和形态。边界清楚、形态规则、没有毛刺样的改变，这样的结节基本上是一个良性的结节。边界不清楚的结节，一定要结合其他的检查进行综合判断，不能笼统地认为是恶性结节。

第三，结节内有无血流信号。结节内完全无血流信号是评估良性结节的一个有效指征。

第四，是否有钙化。什么是钙化？钙化就是坏死的组织，分为粗大钙化和微小钙化。如果结节有微小钙化，那么可疑恶性的程度就要加重了。

第五，结节的形状。如果结节是圆形或椭圆形的，一般是良性的；如果结节是橄榄状、竖着长的，纵横比大于1，可疑恶性程度就比较高。

第六，结节的质地。结节可分为囊性、混合性和实性。如果是实性结节同时还是低回声，那么可疑恶性的程度就比较高，囊性和混合性的往往都是良性的。后面我们还会具体讲到。

（二）甲状腺彩超的 TI-RADS 分级、弹性评分是怎么回事

TI-RADS 分级是"甲状腺影像报告和数据系统分级"的简称，是对甲状腺结节声像图的各项特点评分综合进行分级，根据恶性程度共分为 6 级。其中，1 级为正常甲状腺；2 级为良性的结节；3 级绝大多数为良性结节（恶性可能在 5% 以下）；4 级中分为 a、b、c 三个等级，4a 级为低度可疑恶性（恶性可能在 5%～45%），4b 级为中度可疑恶性（恶性可能在 45%～75%），4c 级为高度可疑恶性（恶性可能在 75%～95%）；5 级为具有典型恶性征象的结节（恶性可能在 95% 以上）；6 级为已行活检证实的甲状腺恶性肿瘤。

弹性成像是超声检查时用外力加压，根据加压前后反射的回波信号计算变形程度，反映结节的硬度。硬度小的结节加压后位移较大，显示为红色；硬度中等的结节显示为绿色，硬度大的则显示为蓝色。弹性评分就是根据红色、蓝色和绿色的比例将甲状腺结节的弹性图像进行分级。1 分结节及周围几乎全为绿色；2 分结节为绿蓝相间，以绿色为主；3 分结节为蓝绿相间，以蓝色为主；4 分结节及其周围几乎全为蓝色（大于 90%）。甲状腺结节的弹性评分越高，硬度越大，恶性程度也越高，通常大于等于 3 分者考虑为恶性，小于 3 分者考虑为良性。

（三）"钙化""囊实性""边界不清"都是什么

甲状腺超声中的钙化包括微小钙化、粗大钙化、边缘环形钙化等。并非有钙化的甲状腺结节就是恶性的，大部分学者认为微小钙化高度提示恶性可能，而粗大钙化、环形钙化往往

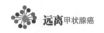

更倾向于良性。

甲状腺恶性结节中的钙化可能是癌细胞快速生长过程中组织过度增生形成的钙盐沉积,而良性结节的钙化可能是结节增生过程中,组织出血坏死,血肿吸收形成的。

"囊实性"指的是甲状腺结节内部既有液体成分,又有实性组织成分。囊实性结节根据液体与实性成分占比分为很多种,如海绵状、囊性为主型、实性为主型。其中,海绵状与囊性为主型多为良性结节;实性为主型中实性成分均匀且等回声者多为良性,而低回声且伴有点状强回声者则考虑恶性可能。

"边界"指的是甲状腺结节与正常甲状腺组织之间的界限,良性结节往往边界清楚,恶性结节通常因为癌细胞的生长速度与生长方向不统一而表现为边界不清。但是,一些甲状腺炎症病变也可能出现病变边界不清。

(四)甲状腺结节的大小、位置与病情的关系

甲状腺结节的大小、位置与病情严重程度有着一定关系,结节如果生长过大,出现周围组织压迫症状,如呼吸困难、吞咽困难、声音嘶哑等,则需要及时治疗。

若恶性结节生长位置接近甲状腺被膜,尤其是位于甲状腺深层、邻近气管者可能发生甲状腺外侵犯,出现声音嘶哑等症状,以及结节位于峡部者,均需尽早进行手术治疗。

五、 CT 和 MRI 对甲状腺疾病的诊断有用吗

CT 可用于评价甲状腺及结节大小、甲状腺结节与周围重要结构的关系、甲状腺内钙化灶形态、是否有颈部淋巴结转移、是否有远处转移(肺转移、骨转移等),可以作为手术的重

要参考指标。但 CT 也有局限性，对小于 10 毫米的结节可能显示不清，发生漏诊。

MRI 对软组织分辨率较高，具有多方位、多参数成像的优势，能够清晰地显示甲状腺结节的大小、形态、位置及与周围重要组织结构的关系，并对结节良恶性进行评估。相对于 CT，MRI 能够更好地显示微小病灶，降低漏诊率。但是，MRI 对钙化不敏感，且检查时间较长、费用较高，易受吞咽及呼吸影响，在甲状腺疾病的诊疗过程中应用较少。

六、什么是甲状腺细针穿刺活检

超声是最常用于鉴别甲状腺结节良恶性的影像学检查，准确度较高，但在甲状腺疾病的诊疗过程中，往往需要更加准确的诊断方法来指导治疗，超声引导下细针吸取细胞学检查（FNAC）作为甲状腺癌诊断的"金标准"被广泛应用。

细针穿刺的针头通常比采血针还细，进行皮肤消毒、局部麻醉后，在超声引导下将细针经皮肤穿入结节内部，吸取少量组织，然后由专业的病理科医生判断结节组织的良恶性。如果取得的组织较少或者肿瘤细胞形态不典型，无法确定良恶性，可以对标本进行基因检测。BRAF 基因 V600E 是甲状腺癌最常见的突变位点，若此基因位点检测结果为阳性，基本可以确定结节为甲状腺癌。穿刺前无须空腹，穿刺过程中可以正常呼吸，尽量避免说话和活动。FNAC 发生出血的风险是很低的，穿刺后在局部盖一层敷料，经过短时间的按压，一般不会有明显的不适感。

有的病人担心穿刺会导致肿瘤扩散，在理论上确实有可能性，但是对国内外多家医院的数万例行 FNAC 的病人统计后发现，穿刺所导致的肿瘤扩散概率几乎可以忽略，即使穿刺

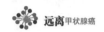

过程中带出了少量的肿瘤细胞，也会很快被人体的免疫系统"杀死"。

FNAC 具有定位准、创伤小、安全性高等特点。对超声下有恶性征象的结节或异常淋巴结可行穿刺明确性质；对颈部有放射线照射史、甲状腺癌家族史以及血清降钙素水平升高的病人，如果发现可疑结节，建议尽早行穿刺明确性质或行手术治疗。但是，并非任何情况都可以行 FNAC，如具有出血倾向、凝血功能异常或长期口服抗凝药者，穿刺部位邻近重要组织者，咳嗽剧烈或哮喘等难以配合者，穿刺部位有感染者，伴有严重高血压或心脑血管疾病者均应谨慎考虑。

七、基因检测是什么？有什么用

基因检测是一项对血液、肿瘤组织或其他体液及组织中含有的基因类型和缺陷进行分析的技术，而肿瘤的发生、发展与基因缺陷密切相关。随着基因检测技术的逐渐成熟，其在肿瘤诊疗过程中的应用范围也逐渐扩大。

甲状腺癌相对于其他肿瘤，绝大部分恶性程度较低，原因就是甲状腺癌发生基因突变的种类相对较少，而不同病理类型的甲状腺癌，发生突变的基因也不同。基因检测对判断结节良恶性和预后有重要意义，并可以对恶性肿瘤进行危险分层和遗传风险预测，还可以一定程度上指导后续治疗。

甲状腺癌中最常见的病理类型为乳头状癌，它与 BRAF 基因 V600E 突变有密切关系，40%～70% 的经典型甲状腺乳头状癌中可以检测到 BRAF 基因突变，而其中 90% 以上为 V600E 位点突变。所以，在 FNAC 难以确诊的情况下，如果 BRAF 基因的 V600E 位点显示突变，几乎可以确诊甲状腺乳头状癌。但并非没有 BRAF 基因 V600E 突变就意味着结节是良性的，这二者不可画等号，需要结合甲状腺超声、细胞学检查、临床表现等多方面综合评估。此外，同样是甲状腺乳头状癌，BRAF 基因 V600E 突变者相对于无突变者发生复发和转移的风险也更高。

与甲状腺乳突状癌类似，甲状腺髓样癌与 RET 基因突变有关，甲状腺滤泡性肿瘤与 Ras 基因突变有关。部分甲状腺癌有遗传倾向，就同种类型的甲状腺癌而言，有遗传性的甲状腺癌比散发的甲状腺癌恶性程度更高，即发病更早、病灶更多、更易发生甲状腺外侵犯与颈部淋巴结转移、复发率高。因此，在美国，病人被诊断为甲状腺髓样癌后，有的医生会建议病人家属也做 RET 基因检测，若发现突变，可以行甲状腺切除手术预防髓样癌，这与著名影星安吉丽娜·朱莉（Angelina Jolie）因通过基因检测发现携带 BRCA1 缺陷基因（罹患乳腺癌和卵巢癌风险较高）而选择切除双侧乳腺、卵巢及输卵管相似，这个治疗方法可能相对激进，但也恰恰证明了基因检测在预测肿瘤发生与发展中有重要意义。

在肿瘤的治疗方面，明确病人基因突变情况，可以指导医生制订更好的治疗方案。如果有的病人因肿瘤范围太大侵犯重要器官或发生远处转移，无法进行手术治疗，或者行多次放射性碘治疗无效，或者病理为低分化癌或未分化癌等预后较差的类型时，可以根据基因检测结果进行分子靶向治疗，如今已有针对 BRAF 基因 V600E 突变和 RET 基因突变的特异性靶向药上市，这无疑是给无法手术根治的病人带来了生存的希望。

第四章

带你了解甲状腺癌的早诊、早筛和预防

一、 什么是甲状腺癌

甲状腺癌是最常见的甲状腺恶性肿瘤，一般分为4种病理类型：乳头状癌、滤泡状癌、髓样癌和未分化癌。其中最常见的、恶性程度最低的、预后最好的是甲状腺乳头状癌，髓样癌和未分化癌恶性程度高，易发生淋巴结转移和血行转移。据统计，每年甲状腺癌新发病例占所有恶性肿瘤的1%～5%，比例看似不高，但是近年来，世界大多数地区的甲状腺癌发病率呈上升趋势。

二、 甲状腺癌有哪些特征

甲状腺癌的早期临床表现往往并不明显，绝大多数病人是通过体检彩超发现。随着甲状腺癌的发展，颈部可能出现随吞咽上下移动的无痛性肿块，当甲状腺癌侵犯气管或食管时，可出现呼吸困难或吞咽困难的症状。如果甲状腺癌位于甲状腺深层，侵犯喉返神经时，可能出现声音嘶哑。当甲状腺癌发生骨转移和肺转移时，可能出现病理性骨折。

三、 甲状腺肿大就一定是癌吗

甲状腺肿大在日常生活中比较常见，引起甲状腺肿大的原因有很多，包括结节性甲状腺肿、桥本甲状腺炎、甲状腺功能亢进、甲状旁腺瘤、甲状腺功能减退伴代偿性甲状腺肿大及甲状腺癌。其中绝大多数为良性病变，可以通过甲状腺彩超、甲功检测来查找肿大原因，且大多无须手术治疗，仅有很少一

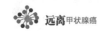

部分甲状腺肿大与甲状腺癌有关。所以，当发现了甲状腺肿大，不要太过害怕，积极去医院请医生进行诊疗即可。

四、 甲状腺癌是良性结节变成的吗

很多病人检查出甲状腺良性结节，担心会发展成甲状腺癌，但新近的遗传学研究证实，甲状腺良性结节与甲状腺癌在遗传进化上完全无关，甲状腺癌并非由良性结节演变，而是更倾向于从正常的甲状腺组织中发展而来。

临床上发现的甲状腺恶性结节，一般是结节很小的时候在影像学检查中没有表现出明显的恶性征象，从而被认定为"良性"结节，当它长大以后才表现出恶性特征。所以，在发现甲状腺良性结节时，无须过分担心，建议在相对权威的医疗机构定期复查，必要时可行穿刺病理明确结节性质。

五、 为什么现在甲状腺癌病人越来越多了

统计数据分析表明，世界大多数地区甲状腺癌发病率呈持续上升趋势，其中女性甲状腺癌发病率上升更为显著，且发达国家、地区发病率更高，发病年龄逐渐年轻化，多发生于20～45岁，但总体死亡率变化不明显。

甲状腺癌病人逐年增加的原因有很多，首先是人们对体检的重视程度逐渐上升，越来越多的人进行甲状腺超声检查；并且随着超声仪器的准确度与超声科医生技术水平的提高，甲状腺癌的检出率提高。其次，多项研究表明，肥胖是甲状腺癌的潜在危险因素，碘摄入过多和过少都可能增加患甲状腺癌的风险。再有，辐射与甲状腺癌的发生显著相关，是甲状腺癌最明确的危险因素之一。有研究报道，日本广岛、长崎原子

弹爆炸以及苏联时期切尔诺贝利核泄漏发生后，当地居民的甲状腺癌发病率明显增高。此外，雌激素水平、家族史、不良生活习惯、精神压力都可能与甲状腺癌发生相关。因此，甲状腺癌病人越来越多可能是多种因素共同作用的结果。

六、甲状腺癌会遗传吗

经常会有人问"甲状腺癌是否会遗传?"其实，绝大部分甲状腺癌是不会遗传的，而具有遗传性的甲状腺癌主要分为遗传性甲状腺髓样癌和家族性非髓样甲状腺癌。

遗传性甲状腺髓样癌是目前少数致病基因及发病机制较为明确的恶性肿瘤之一，甲状腺癌中髓样癌占 1%～2%，具有遗传性的甲状腺髓样癌占 25%～30%，主要是由于 RET 原癌基因的胚系突变引起的。降钙素是甲状腺髓样癌的特异性肿瘤标志物，当降钙素水平显著升高时，应高度怀疑患有甲状腺髓样癌。而对于确诊甲状腺髓样癌的病人，应行体细胞 RET 基因检测，若发现 RET 基因突变，即可诊断为遗传性甲状腺髓样癌，同时建议对家族成员进行筛查。

家族性非髓样甲状腺癌约占全部甲状腺癌的 5%，其中最常见的就是乳头状癌，甲状腺乳头状癌中 95% 为散发性，仅很少一部分存在家族聚集现象，具体致病基因暂不明确，属于常染色体显性遗传疾病，并非都有遗传性，所以该疾病的诊断主要依据病史及家族史。家族性非髓样甲状腺癌主要的临床特征包括多灶性、双侧病变、淋巴结转移率高等，一级亲属发病率为普通人群的 5～8 倍。若一级亲属中有 3 例及以上病人，此家族的遗传概率 >94%。此外，家族性非髓样甲状腺癌的家族还存在"遗传早现"，即家族中遗传疾病发病一代比一代早，症状一代比一代重。对于家族性非髓样甲状腺癌病人

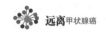

的家族成员，即便暂时没有明显的症状，也建议定期复查甲状腺功能及甲状腺彩超，以便早发现、早治疗。

不过，大家要知道很重要的一点：甲状腺癌的遗传并非疾病的直接遗传，而是一种遗传的易感性，即便有甲状腺癌家族史，也不一定会患病，重要的是要保持健康的生活方式，坚持定期复查。

七、 甲状腺癌是由什么引起的

甲状腺癌的病因尚不十分明确，能确定的危险因素是电离辐射，碘摄取异常、肥胖、雌激素、遗传等是可能导致甲状腺癌的危险因素。

电离辐射是目前最为明确的甲状腺癌危险因素，与甲状腺癌乃至其他众多恶性肿瘤的发生显著相关。历史上著名的切尔诺贝利核电站爆炸之后，核泄漏的放射性污染极大地提高了当地甲状腺癌发病率；同样，在日本的福岛核电站核泄漏发生后，当地居民的甲状腺癌发病率显著上升，儿童及青少年更为明显。有人会问，进行医学检查时的放射线会不会导致甲状腺癌的发生，常规的医学检查如 X 线、CT 等，在检查过程中的辐射剂量是非常低的，理论上不会导致甲状腺癌的发生，但是仍然应该尽量避免放射线照射，尤其是在婴幼儿时期。

碘是人体合成甲状腺激素的重要原料，低碘和高碘都会影响甲状腺功能。多项研究表明，低碘会增加患甲状腺癌的风险，且倾向于生物学行为不好的甲状腺癌；但也有部分研究显示，过量的碘摄入可能与甲状腺癌的发生相关。所以，在日常生活中，建议适量摄入碘（碘盐、海鲜等），不要过多也不要过少，保持良好的饮食习惯。

重金属污染、某些有机物等导致的环境污染,会提高甲状腺癌的发病率。

肥胖是一些常见恶性肿瘤的危险因素,其中就包括甲状腺癌,具体致病机制尚不明确,但适当控制体重,保持身体处于相对健康的状态是至关重要的。

甲状腺癌病人中女性的比例明显高于男性,约为 3∶1,女性甲状腺癌发病率从青春期开始逐渐增加,直至绝经后开始下降,所以雌激素被认为是甲状腺癌的可能危险因素之一。

遗传也是甲状腺癌发病的风险因素,甲状腺髓样癌中约 25% 为家族性,甲状腺非髓样癌中约 5% 为家族性,这些类型甲状腺癌病人家族成员患甲状腺癌的风险会显著增加。

此外,经常有人会问"生气会不会导致甲状腺癌?"长期处于生气、抑郁等负面情绪中对身体无疑是有害的,随着身体抵抗力的降低,罹患各种疾病的风险也相应增加,但是并没有直接证据表明负面情绪会导致甲状腺癌的发生。

八、甲状腺癌为何偏爱女性

全球范围内,甲状腺癌在女性中的发病率远高于男性,女性病人约为男性病人的 3 倍,甲状腺癌的发病率与性别在 10 岁以前没有明显关系,从青春期开始发病率明显增加,绝经以后开始下降。而女性雌激素的分泌也恰恰在 10 岁左右开始增加,20～40 岁时处于高峰,这个年龄段的女性比男性更容易患甲状腺癌。

为何甲状腺癌如此偏爱女性呢? 有研究表明,在正常甲状腺以及甲状腺良、恶性肿瘤组织中均存在雌激素与孕激素受体,其中甲状腺乳头状癌组织中含量最高,这也提示了甲状

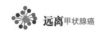

腺癌与雌激素之间有很大相关性。另外,雌激素水平升高,可以促进垂体释放促甲状腺激素,而促甲状腺激素水平升高也能促进甲状腺癌的发生。除了这两点以外,女性在工作和生活中,往往承受着很大的压力,很容易出现负面情绪,而长期的负面情绪对甲状腺功能也有一定影响,进而可能增加罹患甲状腺癌的风险。因此,对于女性尤其是育龄期女性,定期做甲状腺彩超检查、甲状腺功能检测是极为重要的,并且在生活和工作中要积极调节情绪,保持良好的心态。

九、年龄会影响甲状腺癌的进展吗

所谓"癌症"指的是细胞生长增殖呈恶性特征的疾病,是典型的多细胞增殖失控性疾病,也就是体内出现了生长增殖失控的细胞。正常情况下,人体的细胞都要经历"生老病死"各个阶段,但是癌细胞不一样,它们会快速地、不停地增殖,侵犯正常组织和器官,最终扩散至全身。但是,癌症并非"突然"出现的,癌症的发生和发展往往要经历很长时间。随着年龄的增大,细胞增殖次数增多,发生的基因突变也相应增多,患癌的概率也会增加,有点像一句话所说的那样,"只要你活得够久,癌症一定会找上你"。癌症病人确诊时的平均年龄约为 66 岁,癌症发病率在 40 岁以后快速升高,到 80 岁达到顶峰,所以癌症甚至可以被当作一种慢性病、老年病。伴随年龄的增长,代谢失调会使体内环境发生改变,向着利于肿瘤进展的方向发展,研究显示,甲基丙二酸会随年龄增大而积累,而这种物质对癌症的进展有诱导作用。另外,NK 细胞的衰老也是癌症进展的重要原因。NK 细胞是人体先天性免疫系统的核心细胞,是人体健康的"重要防线",NK 细胞的衰老使得机体对癌细胞的抵御和清除能力降低。但是也有人认为,老年人机体新陈代谢较慢，癌细胞的复制也较慢；年轻人新陈代谢快，癌细胞增殖更活跃，并且一部分年轻人患癌可能是由于自身基因缺陷导致，因而恶性程度更高，进展更快。所以，癌症的发生和进展是多种因素共同的结果，年龄并非唯一的决定性因素。

十、甲状腺癌会转移吗

甲状腺癌虽然被称为"幸福癌""懒癌"，但它作为恶性肿瘤，也有发生转移的可能。甲状腺癌常见的转移方式为淋巴结转移和血行转移，以淋巴结转移为主。

甲状腺癌若发生淋巴结转移，最容易转移到同侧的中央区，其次是侧颈部，少数情况下也可能发生"跳跃式"转移，即侧颈部有淋巴结转移但中央区没有淋巴结转移。不同病理类型的甲状腺癌发生淋巴结转移的概率不同，最常见的甲状腺乳头状癌发生转移的概率为 30%～60%。甲状腺癌的淋巴结转移早期时通常没有明显症状，转移较重时可能出现颈部无痛性肿块；当转移淋巴结侵犯喉返神经、气管、食管等重要组织和器官时，可能出现声音嘶哑、呼吸困难、吞咽困难等症状。超声可以较准确地鉴别颈部淋巴结的良恶性，转移的淋巴结超声下可见形态失常，形状多为圆形或近圆形，皮髓质分界不清，淋巴门结构消失，内部可见液性回声或微小钙化，淋巴结周围可见血流信号。

甲状腺癌细胞侵入血液系统，进而通过血液途径转移至肝、肺、骨、脑等器官，这就是血行转移，常发生于甲状腺未分化癌，滤泡癌和髓样癌次之，乳头状癌很少发生血行转移。甲状腺癌转移至相应器官时可出现相应症状，如咳嗽、呼吸困难、病理性骨折、头痛等。

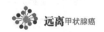

十一、 如何早期诊断甲状腺癌

甲状腺癌是最常见的内分泌系统恶性肿瘤之一,且发病率逐年上升,以女性多见,其中乳头状癌和滤泡癌属于分化型甲状腺癌,预后较好,而未分化癌恶性程度最高。甲状腺癌早期多无明显症状,随着疾病的进展,可能出现颈部的无痛性肿块;当甲状腺癌侵犯周围组织和器官时,可能出现声音嘶哑、呼吸困难、吞咽困难等症状。

因此,早期诊断甲状腺癌有着重要意义,能够极大地减轻病人的痛苦,减少手术并发症的发生,提高病人的生活质量。

当发现颈部出现无痛性肿块时,若肿块质地硬、活动度差、不规则,则很有可能为甲状腺癌,应当尽早行甲状腺超声检查;当出现不明原因的声音嘶哑、呼吸困难、吞咽不适等症状,也应该警惕甲状腺癌的发生,及时完善甲状腺彩超明确原因;除此以外,当家族内出现一位甚至多位甲状腺癌病人时,家族成员也应该及时行甲状腺检查,必要时行基因检测。

十二、 甲状腺癌都有哪些症状

甲状腺癌早期症状不明显,往往是通过体检发现,绝大多数甲状腺癌发展缓慢,直到出现明显症状时才能察觉,主要症状包括以下几点。

1. 颈部肿块 甲状腺癌病人颈部可出现无痛性肿块,肿块多质地硬、活动度差、边界不清、形状不规则。

2. 声音嘶哑、呼吸困难、吞咽困难 当甲状腺癌侵犯喉返神经、气管、食管等重要组织和器官时,会出现不同程度的声音嘶哑、呼吸和吞咽困难症状,个别病人还有刺激性咳嗽、饮水呛咳症状。

3. 转移症状 甲状腺癌易发生淋巴结转移和血行转移,当发生淋巴结转移时,多表现为颈部淋巴结肿大。发生血行转移时,可出现相应症状,如转移至骨组织时,可发生病理性骨折、疼痛;转移至肺部,CT 检查可发现肺部多发结节,可引起咳嗽、咯血等症状;转移至脑,可出现头晕、头痛、恶心、呕吐等症状。

4. 血钙降低 甲状腺髓样癌虽然在甲状腺癌中仅占 5%,但当甲状腺髓样癌分泌的降钙素处于较高水平时,可能引起血钙降低,出现手足麻木等低钙血症的症状,而且髓样癌还分泌前列腺素、肠血管活性肽等,可能导致心悸、腹泻、多汗等症状。

十三、仅抽血化验能确定是甲状腺癌吗

甲状腺癌的血清标志物包括甲状腺球蛋白、血清降钙素、癌胚抗原等。甲状腺球蛋白是由甲状腺滤泡上皮细胞合成的,在多种甲状腺疾病如结节性甲状腺肿、亚急性甲状腺炎、Graves 病、甲状腺癌病人血清中均可出现升高,因此,甲状腺球蛋白不能作为诊断甲状腺癌的特异性标志物。但是,甲状腺球蛋白在甲状腺癌术后复查中有重要意义,术后其水平显著升高意味着甲状腺癌很可能发生了复发或转移。血清降钙素由甲状腺 C 细胞分泌,对甲状腺髓样癌的诊断有较高的特异性,血清降钙素水平显著升高,病人很有可能患有甲状腺髓样癌。部分甲状腺髓样癌病人中血清癌胚抗原水平也会出现升高,在诊断甲状腺髓样癌时常将二者一起检测。不过,也有少量甲状腺髓样癌病人的降钙素水平未见明显升高,并且大

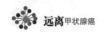

多数甲状腺癌病人的甲状腺球蛋白水平也不会明显升高,因此,仅通过抽血化验并不一定能确定是甲状腺癌,还要结合甲状腺彩超、穿刺病理以及基因检测等检查结果。

十四、爱吃海鲜的人容易得甲状腺癌吗

随着甲状腺癌受到越来越多的关注,很多人担心经常吃海鲜会导致甲状腺癌的发生。因海鲜多含海盐,所以说这个问题的实质是经常食用含碘食物会不会增加患甲状腺癌的风险。

其实,我国绝大多数居民的碘营养状况处于安全水平,膳食中的碘大多来源于碘盐,少部分来源于各类食物和水。研究表明,长期碘缺乏和过量碘摄入都有可能增加甲状腺癌的患病风险。因此,对于缺碘地区的人,适当多吃一些碘盐、海鲜、海菜是有必要的;而对于沿海地区或者爱吃海鲜的人群,可以适当少吃一些碘盐和海鲜,以保持健康的饮食习惯。爱吃,适当就好。

十五、经常生气的人容易得甲状腺癌吗

甲状腺是人体的内分泌器官,甲状腺激素的分泌与情绪波动有密切关系,经常处于生气、焦虑、抑郁等负面情绪会影响甲状腺激素的分泌,引起机体促甲状腺激素分泌增加,在一定程度上可增加甲状腺癌的发生率。负面情绪还会影响人体的免疫系统,健康的免疫系统能够清除体内少量的癌细胞;当免疫系统受到抑制,甲状腺癌等恶性肿瘤的发生率也相应增加。因此,经常生气、情绪不佳与甲状腺癌有一定相关性,但并非决定性因素。

十六、如何预防甲状腺癌的发生

想要预防甲状腺癌，就要从它的危险因素入手。甲状腺癌的病因尚不能完全明确，但电离辐射是甲状腺癌明确的危险因素，因此要尽量远离可能有电离辐射的地区。如果无法避免，一定要做好防护，尤其是儿童。如前所述，在饮食方面，要保持适度摄入碘，因为低碘或者高碘都有可能导致甲状腺疾病的发生。在正常食用碘盐的基础上，尽量别吃太多含碘丰富的食物。如果家族内有甲状腺癌的病人，那么家族内其他成员患甲状腺癌的概率也会增高，一定要定期检查甲状腺彩超和甲状腺功能，做到早发现、早治疗。而对于已经发现甲状腺结节或桥本甲状腺炎的病人，更应该坚持定期检查。工作和生活中要保持良好的心态，学会自我调节。保持健康的生活方式，健康饮食、多运动，控制体重，避免过度肥胖，不要乱用含雌激素的药物或保健品。

十七、如何早期诊断甲状腺髓样癌

甲状腺髓样癌来源于甲状腺 C 细胞，在甲状腺癌中占比较低，C 细胞能够分泌降钙素，当降钙素明显升高时，提示病人可能患有甲状腺髓样癌。甲状腺髓样癌多表现为质地硬的颈部肿块，所以颈部肿块伴有降钙素和癌胚抗原明显升高，基本上可以诊断为甲状腺髓样癌，但是最终确诊需要依据病理结果，可以通过 FNAC 或者手术切除留取病理来诊断。甲状腺髓样癌具有一定的遗传性，如果家族中有甲状腺髓样癌的病人，那么作为家族的成员，应该早期、定期检查甲状腺彩超、甲状腺功能以及降钙素、癌胚抗原。

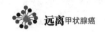

甲状腺未分化癌发病率虽然较低,但却是甲状腺癌中恶性程度最高的,肿瘤生长快,容易发生转移,从发病开始计算往往生存期不超过一年。甲状腺未分化癌早期可能没有明显症状,大多是通过体检或者颈部出现生长迅速的肿块而发现,肿块侵犯气管时可出现呼吸困难,侵犯喉返神经时可出现声音嘶哑,侵犯食管时可出现吞咽困难。彩超结果上甲状腺未分化癌可表现为与周围组织融合为一体的巨大肿块,不像其他常见类型的甲状腺癌那样"友善",而最终诊断甲状腺未分化癌还是要靠病理学检查。

第五章

得了甲状腺癌也别怕，正确治疗是良方

一、针对甲状腺癌都有哪些治疗方法

了解甲状腺癌的治疗方法，就像探索一个多元化的世界。甲状腺癌的核心治疗方法是手术治疗，同时包括其他几种辅助治疗，比如内分泌治疗、放射性核素治疗、放疗和靶向治疗。这就像组建一个多功能的治疗团队，从不同方向对病魔发起进攻，以取得最好的疗效。

在手术治疗方面，有几种不同的方法，各有特点。传统开放手术好比在颈部打开一扇门，直接进入并处理问题。这种方法暴露充分，但可能会在颈部留下明显的手术痕迹。现在有更先进的操作技术，比如腔镜手术和机器人辅助手术，这些方法是通过一个小小的"后门"进入，既完成了任务，又几乎不留痕迹，不仅减轻了病人的身心负担，还让恢复过程更加顺利。这些高科技手术方法拥有"超级放大镜"和精密工具，让医生能够非常精确地操作，保护周围重要的组织和器官。不仅手术风险更小，恢复也更快，对病人的整体生活影响更小。

总体来说，现代手术技术就像是甲状腺癌治疗领域的超级英雄，不仅强大而有效，还能帮助病人在经历了这场战斗后，继续拥有高质量的生活。

二、所有的甲状腺结节都需要做手术治疗吗

甲状腺结节不一定都需要做手术治疗，其治疗方法取决于结节的类型、大小、是否在增长，以及是否有癌变的风险。

1. **良性结节** 如果检查（如超声或 FNAC）提示结节是良性的，并且没有引起甲状腺功能异常或其他问题（如呼吸憋闷、吞咽困难等），通常不需要特别治疗。只需要定期检查，确

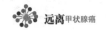

保情况没有变化。

2. 功能性结节　如果结节产生太多甲状腺激素,导致甲状腺功能亢进症,则需要服用药物或使用放射性碘治疗来控制。

3. 疑似恶性或已确诊恶性结节　如果怀疑或确诊为甲状腺癌,通常需要手术。有时,可能还需要辅助治疗,如放射性碘治疗或其他治疗方法。

4. 产生症状的结节　即使是良性的结节,如果体积过大而压迫周围组织,导致吞咽困难、呼吸不畅或影响外观,也需要进行手术治疗。

因此,对于甲状腺结节的治疗,需要根据结节的具体情况和病人的整体健康状况来制订方案,这需要专业的医疗团队进行评估和指导。定期检查和复查对于监测甲状腺结节的状况、指导治疗非常关键。

三、 确诊为甲状腺癌了,要尽早做手术吗

有时,在甲状腺里会发现一些小的恶性肿瘤,我们称为"微小乳头状癌"。这类肿瘤通常在做彩超时被发现,特点是直径不超过 1 厘米。但是,大小并不是判断肿瘤是否危险的唯一标准。肿瘤即使很小,也可能有侵袭性或者转移的风险。

关于微小乳头状癌,专家们建议,如果病人具有以下高危因素,那么手术疗法通常是首选:①年轻时接受过颈部的放射治疗;②家族中有人得过甲状腺癌;③检查发现颈部淋巴结可能有转移;④癌细胞已经侵犯到了甲状腺周围的组织,如喉返神经或气管;⑤属于某些高危的病理亚型;⑥ FNAC 发现BRAF 基因突变阳性;⑦肿瘤在短时间内快速增长(6 个月内直径增大超过 3 毫米)。

如果没有上述高危因素,病人可以选择密切观察,即定期

复查，监测肿瘤有没有变化。初期的观察时间一般为 3～6 个月。如果在这段时间里，肿瘤显著增大、发生了淋巴结转移，或者病人自己寻求手术治疗，那么就可以考虑手术治疗。

四、年龄会影响甲状腺癌的诊疗方案吗

在谈到甲状腺癌的时候，年龄是一个特别重要的因素，它会影响癌症的表现、治疗的选择，以及病人的康复情况。

首先，不同年龄的人群患甲状腺癌时，疾病的表现可能不一样。比如，在儿童和年轻人身上，甲状腺癌可能更倾向于扩散和转移，意味着这个年龄段的癌症可能更难对付。其次，选择什么样的治疗方法也受到年龄的影响：年轻人通常康复得更好，所以更适合早点做手术；而老年人可能还有其他健康问题，所以需要更全面、更谨慎地选择治疗方案。

其次，年龄也会影响到病人的康复情况。不同年龄的病人对同一种治疗可能反应不同。一般来讲，年轻人可以更好地耐受手术和放射性碘治疗，而老年人在治疗过程中可能更容易遇到一些问题。

因此，医生在为甲状腺癌病人规划治疗方案的时候，会考虑到病人的年龄和其他相关因素，以确保治疗方案既符合病情，又能达到良好的效果。了解这些内容可以帮助我们更好地理解甲状腺癌的治疗选择，对病人未来的恢复也会有一个更明确的预期。

五、青少年甲状腺癌如何治疗

谈到青少年甲状腺癌，通常会遇到一种分化良好的癌症类型，叫作乳头状癌，这类癌症一般对放疗和化疗不敏感，所

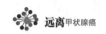

以尽早手术治疗是最好的选择,而且做了手术后,一般预后良好。

手术需要切除部分或者全部甲状腺,有时候还需要切除甲状腺周围可能受到影响的淋巴结。手术之后,为了清除可能残留的甲状腺组织和癌细胞,医生会使用放射性碘治疗。

此外,手术后病人通常需要服用药物来补充原本由甲状腺产生的激素,以便替代被切除的甲状腺组织的功能。如果癌症比较难治或者已经扩散到其他地方,可能还会进行放疗或化疗。对传统治疗方法反应不好的特殊类型甲状腺癌,可以进行靶向治疗。这种治疗使用特定的药物,直接针对癌症的特定特征,有时候能带来很好的效果。

以上所说的就是青少年甲状腺癌的常见治疗方式,每种方法都有其独特的作用,可以根据病情结合起来以发挥更好的效果,提高病人的生活质量。

六、 为什么要做根治性颈部淋巴结清扫术

在甲状腺癌手术中,有时医生会进行一项叫作颈部淋巴结清扫的操作。这个步骤很重要,主要有以下原因。

1.防止癌症扩散 甲状腺癌有时会通过淋巴系统扩散到颈部的淋巴结。通过手术移除这些淋巴结,可以有效阻止癌症进一步扩散。

2.全面清除癌细胞 这个手术的目标是彻底清除所有可能受癌症影响的区域,包括淋巴结和周围组织。这种全面的治疗可以减少癌症复发。

3.准确评估癌症阶段 检查这些淋巴结可以帮助医生更准确地判断癌症的分期,这对于制订后续治疗计划非常重要。

4.为后续治疗做准备 清除淋巴结为后续的放射性碘治

疗创造了更好的条件。放射性碘主要针对甲状腺残留组织和癌细胞，不直接针对淋巴结。

5. 提高生存率 研究显示，对于处于中到高风险阶段的甲状腺癌病人，彻底的颈部淋巴结清扫可以显著提高生存率。

综上所述，颈部淋巴结清扫术是甲状腺癌手术中一个非常重要的步骤，有助于更全面、有效地治疗癌症，并提高病人的生存率。

七、为什么要做放射性碘-131治疗

甲状腺癌治疗中有种特别的方法叫作放射性碘-131治疗。首先，我们要知道，甲状腺合成甲状腺激素需要碘。放射性碘-131就是碘的一种特殊形式，它不仅被甲状腺吸收，还能被甲状腺癌细胞吸收。这种碘有个特点：它能释放出一种叫β粒子的东西，这些粒子能有效地消灭癌细胞，甚至是那些手术切不掉的癌细胞。用放射性碘-131治疗甲状腺癌，主要有以下好处。

1. 消灭残留组织 有时候即使手术切除了甲状腺，也可能会有一些甲状腺组织留下。用放射性碘-131可以消灭这些残留的组织，降低癌症复发的风险。

2. 定位和消灭微小转移灶 甲状腺癌有时候会悄悄地扩散到淋巴结或身体其他地方。放射性碘-131能帮助定位并消灭这些隐蔽的癌细胞。

3. 优化激素替代治疗 切除甲状腺后，病人需要终身服用替代的甲状腺激素。用放射性碘-131"摧毁"所有剩余的甲状腺组织可以让这种替代治疗更有效。

4. 监控癌症复发或转移 治疗后，医生可以用放射性碘扫描来检查癌症是否有复发或转移的迹象。

5. 提高长期生存率和改善生活质量 临床研究显示，对

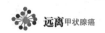

于风险较高的甲状腺癌病人来说，放射性碘 -131 治疗能有效提高他们的长期生存率，改善生活质量。

总之，放射性碘 -131 治疗是甲状腺癌治疗中的一个重要措施，不仅能帮助消灭癌细胞，还能优化治疗效果，提高病人的生活质量。

八、 甲状腺癌可以做消融治疗吗

手术通常是甲状腺癌的首选治疗方法。但是，对于一些体积较小的肿瘤，或者因为某些原因不能手术的病人来说，有种叫作消融治疗的替代选择。

消融治疗是用超声引导下的针直接对肿瘤进行治疗，用特殊的方法直接"关闭"肿瘤细胞。消融治疗的具体方式有很多种，包括射频消融、微波消融、激光消融、冷冻消融等，依据肿瘤的大小、位置不同，选择最好的消融方式。消融治疗是一种微创治疗方法，在局部麻醉下就可以完成操作。简单来说，这几种消融方法的最终效果大差不差，都是使用某种方法，包括微波或者是电流杀死肿瘤细胞，阻止肿瘤的进一步增长，达到缩小肿瘤体积，缓解病人局部症状，或者是彻底清除干净肿瘤细胞，消灭肿瘤的最终目的。

消融治疗常用于有细胞学依据的甲状腺良性结节（结节性甲状腺肿）、高功能腺瘤及甲状腺囊肿等疾病的治疗。

这种治疗的好处在于伤口小、恢复快、风险相对较低。特别适合那些不想做手术或者不能做手术的病人。但是，并不是所有的甲状腺癌病人都适合用这个方法治疗。比如那些特别大，或者已经扩散到其他器官组织的癌症，就不太合适。医生会根据肿瘤的大小、类型和位置，以及病人的整体健康状况，来决定是否采用消融治疗。

九、消融治疗和手术治疗哪个更好呢

关于甲状腺癌的治疗，有两种主要选择：消融治疗和手术治疗。挑选哪一种方案，要评估很多个因素，比如肿瘤的大小、位置、病理类型、疾病进展情况以及病人的整体健康状况和个人意愿。下面来看看这两种方法的优点和局限性。

1. 消融治疗　优点在于伤口小、恢复快、风险相对较低。它是通过皮肤直接对肿瘤进行治疗的，不需要大切口。这种治疗特别适合那些肿瘤不大，或者因为某些原因不适合或不愿接受大手术的病人。但它的局限性在于，并不是所有类型和阶段的甲状腺癌都适合使用，特别是那些较大或者已经扩散的肿瘤。

2. 手术治疗　是传统的治疗方法，优点是可以直接移除肿瘤，适用于多种类型和阶段的甲状腺癌。对于一些较大或复杂的肿瘤，手术治疗可能是更好的选择。手术治疗的优点在于可以彻底移除肿瘤，但也有一些缺点，比如恢复时间长、风险相对较高，可能会留下瘢痕（俗称"疤痕"）。

所以，要决定采取哪种治疗方式，需要医生和病人共同讨论，考虑到相关的因素，从而作出恰当的决定。

十、甲状腺癌微创腔镜手术治疗

（一）为什么要选择腔镜甲状腺手术

在甲状腺癌的手术治疗领域，腔镜手术之所以受到青睐，主要有以下原因。

1. 美观效果显著　腔镜手术只需要几个小而隐蔽的切

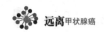

口,术后几乎看不出疤痕。这对于那些特别在意颈部外观的人来说,是个很好的手术方式。

2.精细操作减少组织损伤 使用高级腔镜设备,医生能够更精确地操作,减少手术过程中对周围组织的伤害,术后疼痛的时间会减少,恢复也会更快。

3.降低手术风险 因为是微创手术,出血和感染的风险会小很多。同时,对邻近重要器官和神经的伤害也会减少。

4.提供放大视野和清晰图像 腔镜提供的是放大视野和清晰画面,能让医生更清楚、更细致地进行手术。

5.加速术后恢复 腔镜手术伤口小,病人术后恢复得更快,住院时间也会缩短。

6.减少术后不适 与传统开放手术相比,腔镜手术后的疼痛和不适会少很多。

总体来说,腔镜手术在甲状腺癌治疗中提供了一种更微创、更精细、恢复更快的选择,特别适合那些关心术后外观和希望快速恢复正常生活的病人。

(二)传统开放手术与腔镜手术哪个更好

在选择甲状腺癌的手术方式时,医生需要考虑很多因素、权衡利弊。如上所述,对于甲状腺癌通常有两种手术方法:传统开放手术和腔镜手术。每种方法都有自己的优势和适用情况。下面是比较这两种手术方法时的一些重要考虑点。

因素	开放手术	腔镜手术
肿瘤的大小和类型	适用于大型、侵袭性或复杂的肿瘤	适合体积较小、局限于甲状腺的癌症

续表

因素	开放手术	腔镜手术
病人的健康状况和偏好	病人总体健康状况、年龄和对疤痕的容忍度可能影响选择	重视颈部美观的病人可能更易选择
术后恢复	需要更长的恢复期和住院时间	更快的恢复时间和较小的术后疼痛
手术风险和并发症	提供了更直观的手术视野，可能在复杂病例中更为安全	虽然创伤小，但在某些情况下可能增加特定并发症的风险
手术的彻底性	对于广泛扩散或复杂的甲状腺癌，可能提供更彻底的治疗	适用于能够通过小切口完全切除的肿瘤

所以说，采用哪种手术方法，需要医生根据病人的具体情况来决定，同时考虑到病人的需求和期望。每种手术方法都有其优势，关键是找到适合每位病人的治疗方案。

（三）哪些人群适合做腔镜手术

腔镜手术是一种现代的、创伤小的选择，特别适合于符合以下条件的病人：①年龄不超过45岁；②肿瘤直径不大于3厘米，且没有扩散到附近器官；③没有广泛的淋巴结肿大，已肿大的淋巴结没有与周围组织融合；④在上纵隔（胸骨上方区域）和甲状腺对侧没有淋巴结肿大；⑤特别关心手术疤痕或外观影响。

在决定是否进行腔镜手术时，病人需要和医生进行充分沟通，一起讨论疾病的具体情况和手术的可能益处与风险。

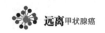

这样的决策应考虑到病人的个人需求、健康状况和治疗目标，以确保作出适合病人的选择。

(四)腔镜手术分哪些形式，怎么做呢

在甲状腺腔镜手术中，医生可以通过不同的方式进入手术区域，这些方法被称为手术的"入路"。入路有很多种，每种都有其特点，医生会根据病人的具体情况选择最适合的入路方式。常用的入路方式包括：经口腔前庭、颈部、胸骨上切迹、锁骨下、胸乳、单侧及双侧乳晕、腋乳、腋窝、耳后等。

目前，甲状腺腔镜手术治疗中较为常用的入路方式概括为胸前入路，包括胸前乳晕入路和胸前胸乳入路。同样，选择哪种入路方式取决于病人的具体情况、医生的经验以及病人的意见。每种入路方式都有其优势和局限，医生会在考虑所有因素后，选择最佳的手术路径。

(五)胸前入路腔镜甲状腺手术

甲状腺癌微创手术有多种入路方式，其中，胸前入路方式是最受欢迎的，叫胸前入路腔镜甲状腺手术。它的一个较大优势是几乎不在颈部留下任何疤痕。这种入路方式主要有两种类型：胸乳入路和全乳晕入路。这样的手术切口是非常考虑美观度的，特别是全乳晕入路，在美容效果上更是突出。但在选择切口的具体位置时，医生需要非常小心。如果切口太靠近胸骨上窝或锁骨，手术操作会变得困难；如果切口位置太远，又不利于处理甲状腺下部或清扫颈中央区的淋巴结。所以，医生需要精心选择切口的位置，以确保既能有效治疗，又能达到最佳的美容效果。

（六）无充气腋窝入路腔镜甲状腺手术

甲状腺癌的一种现代微创手术方法是通过腋窝入路进行腔镜手术。这种技术的一个特点是手术时不需要在颈部做切口，而是通过腋窝区的一个小切口进入。这和传统的腔镜手术有所不同，因为它不需要使用二氧化碳等气体来膨胀手术区域以创造出更好的视野来进行手术。这种"无充气"特性使得手术更为精细，减少了手术相关的并发症风险。而且，由于切口位于腋窝，手术后几乎看不到任何疤痕，对病人的外观影响非常小。手术切口和所用的建腔设备及手术器械都设计得非常巧妙，以确保手术既安全又有效。这种手术方法因其微创性和高效性，越来越受到医生和病人的青睐。

（七）经口腔前庭腔镜甲状腺手术

经口腔前庭腔镜甲状腺手术是一种革新的微创手术技术，在甲状腺手术领域越来越受到关注。这种技术的特点是通过病人的口腔前庭区（在下唇后和牙龈上方之间的位置）进入进行手术。这样做的好处是手术不会在颈部留下任何疤痕，为那些注重颈部外观的病人带来了福音。除了没有疤痕，这种手术方式还有其他优点，比如手术路径比较短，可以同时处理双侧的甲状腺问题，以及更有效地清除颈部中央区的淋巴结。

但是，这种手术方法也有一些挑战。首先，增加了感染的风险；其次，手术操作空间相对较小，手术难度比较高；此外，手术中暴露喉上神经外支也更为困难，这些因素都对手术的选择和成功率产生影响。

因此，尽管这种方法为病人提供了一种新颖的手术选择，并在美容效果上有显著优势，但它的适用性和风险需要在手

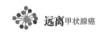

术前由医疗团队进行综合评估。由于这种手术需要高超的外科技巧和丰富的临床经验，病人应根据自己的具体情况和预期的治疗效果，与医生共同决定是否采用这种手术方法。

（八）达芬奇机器人腔镜甲状腺手术

达芬奇机器人，又称"达芬奇手术机器人"，达芬奇机器人腔镜甲状腺手术是现代医学的一个较大突破，它结合了最新的机器人技术和微创手术方法，使用了一种名为"达芬奇"的高级机器人外科平台。达芬奇机器人在多类手术中受到欢迎，包括甲状腺手术。这种手术有以下几个重要特点。

1. **高精度操作**　提供实时的三维高倍放大视觉，大大提高了精确度，有助于术后快速恢复和良好的愈合。

2. **广泛的手术适应证**　减少了术后疼痛，缩短了住院时间，减少了出血量，并且降低了组织损伤，还提高了美观效果，帮助病人更快地恢复。

3. **视野增强与稳定性**　扩大了视野角度，并减少了手部震动，提高了操作的稳定性。

4. **灵活的"机器人手腕"**　具有独特的机器人"手腕"功能，可以灵活地在目标器官周围进行各种角度的操作。

5. **适应狭窄空间的操作**　机器的手比人的手小，能够在有限的空间内有效工作。

6. **舒适的操作环境**　手术医生坐在椅子上工作，环境相对舒适，减轻了身体疲劳。

7. **简化的术中配合**　手术通常只需要一名助手在床边协助，与传统手术比提升了医护人员效率。

第六章

甲状腺癌术前术后那些事儿

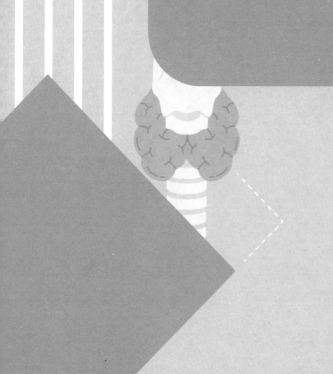

一、一般病人应该做哪些术前准备

在进行甲状腺癌手术前,病人需要进行一系列细致的准备,以确保手术的顺利进行、达到最佳的治疗效果。主要包括以下几个方面。

1.**全面的医学评估** 手术前,病人需要进行全面的身体检查、血液检测和影像学检查等,以准确评估身体情况、肿瘤的大小和位置。

2.**与医生的深入讨论** 医生会与病人详细讨论手术方案、可能的风险和术后恢复期的具体事项,这对于病人来说至关重要。

3.**药物管理** 术前可能需要暂停或调整一些药物,以避免药物作用干扰手术。

4.**生活方式的调整** 采取健康的饮食习惯,戒烟、限制饮酒最好戒酒,有助于加速术后恢复。

5.**心理准备** 减少术前焦虑,确保病人心理上准备充分,对整个治疗过程至关重要。

6.**术前教育** 帮助病人理解手术过程和术后护理的重要知识。

在手术当天,病人需避免化妆,并去除唇膏、指甲油等,以便于医护人员观察肢体末梢血液循环状况。同时,应摘除活动性义齿、发卡、假发、金属物品和饰物,避免术中的潜在风险。病人应将所有贵重物品交由家属保管,并在手术前按要求禁食、禁水。此外,术前排空膀胱是必要的步骤,以预防手术过程中的潜在并发症和不适。

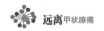

二、 高血压、糖尿病、冠心病病人应如何做术前准备

如果你或者你认识的人即将接受甲状腺手术，并且患有高血压、糖尿病或冠心病，那么在手术前有以下几个特别需要注意的事项。

1. **全面评估和稳定慢性疾病**　手术前，医生将对病人的高血压、糖尿病和冠心病进行全面评估，确保这些慢性病得到有效控制。这可能包括调整药物治疗方案、监测血糖和血压水平。

2. **心脏病的特别考虑**　鉴于冠心病史，医生可能建议进行心脏功能评估，如心电图或心脏超声检查，以综合评估心脏健康状况并尽可能降低手术风险。

3. **与内分泌科医生合作**　特别是在管理甲状腺功能方面需要与内分泌科医生合作。甲状腺功能异常可能影响糖尿病的控制，可能需要调整治疗方案。

4. **药物调整**　手术前可能需要对影响血糖和血压的药物进行调整或暂时中断，医生将指导如何正确调整用药。

5. **术前饮食和生活方式调整**　鼓励病人采取健康的饮食习惯，适当改变生活方式，以改善整体健康状况。

6. **紧密监测和沟通**　与医疗团队保持紧密沟通，及时报告任何新出现的症状或健康问题。

7. **术前准备和教育**　提供术前教育，介绍手术流程、潜在风险及术后恢复过程。

三、 吸烟、饮酒的病人应如何做术前准备

如果你或身边的人正在准备接受甲状腺癌手术，那么病

人的生活习惯,特别是吸烟和饮酒,会显著影响手术的安全性和恢复过程。以下是一些重要的建议。

1. 戒烟 吸烟会对呼吸道造成损伤,增加呼吸道分泌物,从而提高肺部感染的风险。特别是在手术时,有吸烟史的病人更容易感染呼吸道。因此,为了大幅降低这种风险,建议在手术前戒烟,时间至少两周。此外,吸烟还可能引起心脏问题、延迟伤口愈合,增加术后并发症的风险。

2. 限制饮酒(戒酒) 酒精会影响循环系统,并可能干扰手术中的麻醉效果。同时,酒精还可能与某些麻醉药物或术后的药物产生不良反应,增加手术风险。因此,手术前停止饮酒对于降低手术相关风险非常重要。

四、甲状腺手术可能会出现哪些风险

对于甲状腺癌,手术是一种重要的治疗方法。只要是手术,就会有一些潜在的风险。虽然这些风险通常发生的概率较低,但了解它们对于病人和家属来说是很重要的,可以帮助病人更好地为手术做准备。

1. 麻醉相关风险 任何手术都需要麻醉,而麻醉本身有一定风险。这可能包括对麻醉药物的反应,或者在麻醉过程中出现不可预见的情况。

2. 心脑血管意外 虽然罕见,但在手术过程中可能发生与心脏或脑血管有关的意外事件,这些情况需要紧急处理以保障安全。

3. 重要脏器和神经的损伤 在手术过程中,有可能会意外损伤到治疗区域附近的器官或神经。这种风险较低,医生在手术时会非常小心。

4. 合并切除重要脏器 在极少数情况下,如果癌症已经

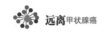

扩散到周围器官,可能需要同时切除这些受影响的器官。

5. **术中出血** 手术过程中可能会伤及血管,造成难以控制的出血。这种情况需要立即处理,以避免严重后果。

五、术后可能出现的并发症以及应对方法

在甲状腺癌手术后,病人可能出现一些并发症,具体如下。

1. **出血** 1%～2% 的病人在手术后可能会出血。这通常在手术后的第一天内发生,可能导致颈部肿胀和呼吸困难。

2. **喉返神经损伤、喉上神经损伤** 可能导致声音嘶哑或吞咽困难。在某些情况下,可能需要采取额外的手术来修复这些神经。

3. **甲状旁腺功能减退症** 可能发生在一部分病人中,特别是在全甲状腺切除的情况下,症状包括手足发麻和抽搐,可能需要补充钙剂和进行特殊的维生素治疗。

4. **感染** 1%～2% 的病人可能会在手术后遇到切口感染的问题,可能需要使用抗生素来治疗。

5. **淋巴漏** 在清扫淋巴结后可能出现淋巴漏,表现为持续的引流量增加。如果持续时间较长,可能需要额外的手术来处理。

6. **局部积液(血清肿)** 手术后可能在手术区域积聚液体,通常可以通过引流来处理。

7. **其他少见并发症** 气胸,多由颈根部手术致胸膜破裂引起;霍纳综合征,多因颈部交感神经链损伤;舌下神经损伤引起伸舌偏斜;面神经下颌缘支损伤引起口角歪斜等。

六、 为什么做完手术回病房，不让病人睡觉

在甲状腺癌手术之后，医生通常会建议家属或陪护人员在短时间内特别注意病人，防止他们立即进入深度睡眠。这样做是为了确保病人的生命体征保持稳定，及时发现可能出现的手术并发症。以下是一些具体的原因。

1. **监测麻醉副作用**　手术后麻醉药物可能暂时影响病人的呼吸和认知功能，保持病人清醒有助于医护人员及时观察到这些变化。

2. **呼吸道健康评估**　甲状腺手术通常在靠近气管和喉部的区域进行，可能会导致呼吸道受压或受伤，保持病人清醒有助于检查呼吸是否正常。

3. **预防并发症发生**　保持病人清醒也有助于预防肺部并发症和血栓形成。病人保持清醒，在床上即便进行的是简单的活动，如坐起或轻微移动四肢，也有助于血液循环。

4. **神经功能评估**　手术可能影响喉返神经等周围神经。保持病人清醒允许医护人员评估这些神经的功能状态，确保它们未受损伤。

尽管充足的睡眠和休息对术后恢复非常重要，但在手术后的最初几小时内，保持适度清醒是一种保护措施，旨在确保病人安全并及时发现任何潜在并发症。医护团队会密切监控病人的状况，并在情况稳定后鼓励病人逐步恢复正常的休息模式。

七、 为什么刚做完手术，病人不能下床活动

在甲状腺癌手术后，病人通常被建议暂时不要下床活动。

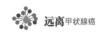

这个建议有几个重要的原因,列举如下。

1. 麻醉药物的影响 手术后,病人可能会因为麻醉药物残留而感到头晕、困倦或肌肉无力,这些症状可能增加起床或行走时摔倒的风险。

2. 血压和心率的变化 由于麻醉和手术,病人的血压和心率可能会不稳定。快速改变体位,比如从躺下到站立,可能会引起头晕或血压下降。

3. 颈部不适和疼痛 手术可能导致颈部疼痛或不适。如果过早进行活动,这些症状可能会加剧,并且可能影响手术部位的正常愈合。

4. 出血风险 在颈部手术区域可能存在出血风险。过度活动可能会增加出血的可能性,特别是在手术切口的早期愈合阶段。

5. 呼吸保护 手术区域靠近气管和声带,可能会导致周围组织肿胀,影响呼吸。保持卧床休息可以帮助减少颈部肿胀,保护呼吸道。

6. 监测并发症 手术后需要密切监测病人的生命体征和可能出现的并发症,如低钙血症或喉返神经损伤。

刚开始,可能建议病人在床上进行一些简单的活动。随着时间的推移,可以逐渐进行更多的床边活动,在医护人员的监督下最终能安全地下床活动。

八、 做完手术后什么时候能喝水、吃饭

在做完甲状腺癌手术后,病人及家属常常会询问医护人员"什么时候能喝水和吃饭"。术后饮食是恢复过程的关键部分,其开始时间通常依赖于病人的个人恢复情况,尤其要看病人是否有恶心或呕吐等症状。

1. 术后初期饮水　如果病人术后没有恶心或呕吐,通常在手术后大约 6 小时可以开始小口慢慢喝水。为了减少呛咳的风险,建议使用吸管。

2. 术后第一天进食　一般在手术后的第二天早晨,病人可以开始尝试吃一些食物。建议从质软且容易消化的食物开始,如稀粥、米汤或鸡蛋羹。

3. 建议的食物类型　术后初期建议吃易于吞咽且对恢复有益的食物。除了上述提到的,还可以慢慢尝试其他种类的食物,但应避免过于油腻或刺激性强的食物。根据病人的反应和身体状况逐步增加食物的种类和量。

总体来说,手术后的饮食应注重易消化、营养丰富,并且适宜的食物质地和温度对于顺利恢复至关重要。

九、 为什么病人术后需要戴引流瓶

在甲状腺癌手术后,病人经常好奇引流瓶何时可以拔掉,以及引流液的情况如何才算正常。在此,简单解释一下引流瓶的重要作用。

1. 减少积液和出血　引流瓶帮助连续地排出手术部位的多余血液和体液,不仅减少了肿胀,还加速了愈合过程。

2. 预防感染　手术区域保持干燥和清洁是防止细菌感染的关键。引流瓶通过持续清除积液,帮助降低感染的风险。

3. 监控出血情况　引流瓶为医护人员提供了一种监测手术后出血情况的有效方法,帮助及时识别和处理任何异常情况。

4. 个性化的术后护理　引流瓶的使用时间和处理方法会根据病人的具体情况和医生的判断来决定,这是术后恢复中非常重要的个性化护理步骤。

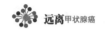

十、 拔掉引流管就代表病人痊愈了吗

在甲状腺癌手术后，当医生拔掉引流管，通常是个好征兆，意味着手术切口恢复得不错，手术区域的积液和出血风险已经大大减少。这一步是术后康复的重要标志，但并不意味着康复的全部。痊愈的过程包括以下几个关键点。

1. **切口愈合**　手术切口的彻底愈合是康复过程的首要步骤。

2. **生理功能恢复**　病人的身体功能，如活动能力和身体感觉，需要逐渐恢复到手术前的状态。

3. **定期监测**　定期的医学检查和治疗是监控甲状腺癌是否复发或控制住癌症的重要手段。

4. **生活质量提升**　康复不仅仅是身体恢复，还包括病人整体生活质量的提高，比如减少疼痛、提高日常活动能力和心理状态的改善。

即使引流管已经拔除，病人仍然需要严格按照医生的指示，完成整个康复过程。包括遵守医嘱、定期复诊、调整生活方式以及可能的持续治疗。记住，康复是一个渐进的过程，需要时间和耐心。

十一、 为什么我的引流液颜色和别人不一样

在甲状腺癌手术之后，放置的引流瓶里收集的液体颜色会因多种因素而有所不同，这些因素涉及手术的细节、个人体质差异等。下面是一些影响引流液颜色的关键因素。

1. **手术类型和范围**　不同的手术可能造成不同程度的出血。比如，大范围手术或深层组织切除可能会导致较多出血，

使引流液呈深红色。

2. 个体差异 每个人对手术的反应不尽相同,可能会影响引流液的颜色和量。

3. 出血量 引流液中血液的多少是决定其颜色的一个重要因素。血液含量越高,颜色就越深。

4. 感染风险 如果手术部位发生感染,引流液的颜色和质地可能会变化。比如,感染时的引流液可能会呈黄色或绿色,并伴有特殊气味。

5. 组织液和血液的混合 在自然愈合的过程中,组织液和血液的混合会影响引流液的颜色。

通常随着病人逐渐恢复,引流液颜色会从血红色逐渐变为浅黄色甚至近乎透明,这反映了伤口正在愈合。引流液的颜色变化是术后恢复进展的一个重要指标,医护人员会密切关注这一变化,并据此调整治疗和护理计划。

十二、 甲状腺术后饮食需要注意什么

在甲状腺手术后,病人及其家属往往非常关注饮食问题,因为合适的饮食对于加快恢复和维持人体健康至关重要。下面是一些简单易懂的饮食建议,有助于病人顺利康复。

1. 轻松易消化的食物 在恢复初期,选择易消化的食物很重要。建议食用汤、煮熟的蔬菜、果汁和酸奶等柔软的食物。同时,应避免辛辣或高油脂的食物,以减轻消化系统的负担。

2. 高蛋白食物 蛋白质对伤口愈合至关重要。应将瘦肉、鱼、鸡蛋和豆制品等高蛋白食物纳入日常饮食。

3. 钙和维生素 D 补充 对于全甲状腺切除的病人,补充钙和维生素 D 是非常重要的,以维护身体内的钙平衡,促进骨

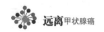

骼和肌肉的健康。

4. 充足水分　保持良好的水分摄入有助于维持身体的水平衡,加速恢复过程。

5. 限制高碘食物　接受放射性碘治疗的病人应限制高碘食物的摄入,以避免干扰治疗效果。

6. 少食多餐　采用少食多餐的方式,有助于在恢复期间保持能量和营养的稳定摄入。

总而言之,甲状腺手术后的饮食应根据病人的具体健康状况和医生的建议来调整。如果有必要,可以寻求营养专家的帮助,以获得更专业的饮食指导,确保术后拥有最佳的营养支持。

十三、为什么甲状腺术后需要吃左甲状腺素钠片

当病人接受甲状腺全切除或部分切除手术后,他们的身体可能无法自行产生足够的甲状腺激素来满足机体的日常需求。在这种情况下,左甲状腺素钠片,即老百姓熟知的优甲乐,作为一种合成的甲状腺激素,具有重要的作用。

这种药物的作用是双重的。首先,它补充了因手术失去的甲状腺激素,帮助维持身体的正常新陈代谢;其次,对于甲状腺癌病人来说,它还有助于抑制体内剩余的癌细胞或微小癌灶的生长。优甲乐通过维持体内较高水平的甲状腺激素,从而间接抑制垂体释放促甲状腺激素。促甲状腺激素过量可能会促进甲状腺癌细胞的生长,因此控制其水平对于癌症的管理非常关键。此外,优甲乐在维持身体代谢功能方面也起着至关重要的作用,对能量消耗、体温调节、体重管理以及心脏功能、骨骼健康和胆固醇水平等方面都具有重要调节作用。

所以,对于那些经历了甲状腺手术的病人来说,优甲乐不

仅是补充生理需求的药物,还是癌症治疗和长期健康管理的关键部分。

十四、 甲状腺术后应该吃多少左甲状腺素钠片

对于经历了甲状腺癌手术的病人来说,通常需要长期甚至终身服用左甲状腺素钠片(即优甲乐)。优甲乐是人工合成的甲状腺激素,用来补充因手术而导致的自身甲状腺激素不足。在出院时,医生会向病人详细说明优甲乐的使用方法和初始剂量,但这个剂量并非固定不变。

剂量的调整考虑到多个因素:年轻病人由于新陈代谢较快,往往需要更高的剂量;而老年病人可能因为存在其他健康问题,如心脏疾病或骨质疏松,需要较低的剂量以减少副作用。此外,病人的体重也会影响所需的剂量,体重较重的病人通常需要服用更多的优甲乐,反之亦然。性别也是一个考虑因素,男性和女性病人的剂量可能有所不同。

医生会定期通过血液检测来监测病人的甲状腺激素水平,并据此调整优甲乐的剂量。因为每个人对药物的反应都是不一样的,所以治疗方案需要个性化定制,以确保有效和安全。病人在服用优甲乐的过程中,应遵循医嘱,并定期复查,以确保药物剂量始终适合其当前的健康状况。

十五、 吃左甲状腺素钠片对身体有没有不良反应

甲状腺激素是人体自然分泌的激素,对于维持健康的代谢水平是至关重要的。在甲状腺癌治疗中,病人往往需要服用甲状腺激素替代药物,以补充手术后甲状腺功能降低或丧失所造成的激素缺失。这种替代治疗在标准剂量下通常不会

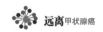

引起副作用,但如果剂量过高,可能会引发甲状腺功能亢进症,如心悸和过度出汗。长期过量使用左甲状腺素钠片可能影响骨密度,尤其在绝经后妇女中,增加了骨质疏松症的风险。其他可能的副作用包括消化系统问题(如腹泻、胃部不适或食欲改变)以及失眠、体重变化、疲劳、头痛和情绪波动等。

为了确保病人安全、有效地使用这些药物,医生会定期进行血液检测来监测病人的甲状腺激素水平,并根据检测结果调整药物剂量。这样的监测和调整过程旨在保持甲状腺激素水平在适宜的治疗范围内,同时最大程度减少副作用。因此,对于甲状腺癌病人而言,与医疗团队紧密合作并定期接受健康监测是至关重要的。

十六、 为什么有的人服用左甲状腺素钠片的量越来越少,有的人却不行

在甲状腺手术后,左甲状腺素钠片的剂量调整及其逐步减少取决于多个因素,这些因素在不同病人之间的差异可能导致不同的剂量调整需求。

1. **个体的甲状腺功能状态** 如果病人手术后仍保留一部分甲状腺功能,或者随着时间逐渐恢复了一些功能,他们可能需要的激素剂量会相对较低。

2. **手术类型和范围** 全甲状腺切除的病人因为失去了甲状腺的自然激素产生能力,通常需要更高的剂量。

3. **其他疾病的影响** 如心脏病或肝肾功能异常,这些疾病可能需要调整药物的剂量,以减轻对病人健康的影响。

4. **生活方式变化和体重波动** 生活习惯的变化和体重的增减都会影响激素的需求量。

5. **药物相互作用** 其他药物可能与左甲状腺素钠片产生

交互作用,因此可能需要对该药的剂量进行调整。

6.**年龄因素** 随着年龄的增长,人体的药物代谢能力可能会发生变化,这也会影响药物的剂量。

重要的是,医生会定期通过血液检测监测甲状腺激素水平,并根据结果调整药物的剂量,确保病人的激素水平保持在最佳状态。这样的个性化调整有助于确保治疗的安全性和有效性。

十七、术后的病理结果出来,为什么我的良性结节变成癌了

在甲状腺癌的诊断中,虽然极个别情况下,一些病人在手术前的细针穿刺病理和术中快速冰冻病理结果显示为良性,但手术后的最终病理结果为甲状腺癌。这说明在甲状腺癌诊断过程中,不同阶段的检查各有其重要性和局限性。

1.**术前细针穿刺病理检查** 是一种常用的初步诊断方法。通过吸取甲状腺结节的样本进行检查,医生可以初步判断这些结节是良性还是恶性。但这种方法存在一定的局限性,比如可能由于样本量不足或取样不全面(如仅取得良性区域的样本)导致诊断不够准确。

2.**术中快速冰冻病理检查** 这种检查是在手术中进行的,目的是迅速评估结节或疑似癌变区域的性质,帮助决定手术的范围和是否需要进行淋巴结清扫。然而,这种检查有时可能无法完全覆盖病灶,且质量可能不及常规病理切片。

3.**术后病理检查** 是甲状腺癌最终诊断的"金标准"。通过对手术切除组织的全面和详尽的病理分析,能够提供准确的诊断信息,包括癌症的类型、分级、分期,以及是否有侵犯周围组织或淋巴结转移的情况。

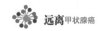

十八、 为什么术后需要定期复查

对于甲状腺癌病人来说,手术后定期回医院复查是非常重要的,原因包括以下几个方面。

1.早期发现复发或转移 定期复查能及时检测到癌症是否有复发的迹象,或是否已经扩散到身体其他部位。

2.评估治疗效果 通过复查,医生可以判断手术、放射性碘治疗或药物治疗的成效,确保治疗方案的适宜性和有效性。

3.调整药物剂量 对于需要长期服用甲状腺激素替代药物的病人,定期复查有助于监测甲状腺功能,根据需要调整药物剂量,保持恰当的激素水平。

4.提前发现并解决问题 定期复查可以帮助医生早期发现和处理可能出现的问题,从而提高治疗的成功率和改善预后。

5.长期健康管理 定期复查有助于长期监控和管理与甲状腺癌治疗相关的晚期副作用,以及其他健康问题。

十九、 我们应该术后多久复查一次呢

对于甲状腺癌病人来说,手术后按照医生制订的复查计划进行定期检查非常关键。复查计划会根据病人疾病的阶段和风险等级来制订:对于早期和低风险组别的甲状腺癌病人,建议在手术后每隔 3~6 个月进行一次复查,连续 3 年,然后转为每年进行一次复查;对于中晚期和高风险组别的病人,建议在手术后的前两年每 3 个月复查一次,第 3 年改为每 6 个月复查一次,随后每年进行一次复查。这种定期复查有助于及时监测病情变化,评估治疗效果,并根据需要调整治疗策略。

二十、 **每次来复查都需要做什么准备, 检查什么项目呢**

在甲状腺癌手术后, 进行全面的复查是非常重要的, 以确保疾病得到有效控制并及时发现任何复发迹象。复查的内容主要包括以下几个方面。

1. **询问病史** 医生会询问病人自上次检查以来的任何新出现的症状或异常状况, 这有助于评估治疗效果、及时调整治疗计划。

2. **颈部检查** 医生会检查颈部, 观察是否有异常肿块。为了更准确地了解情况, 可能会结合甲状腺超声、CT 或 MRI 来进行更详细的检查。

3. **甲状腺功能和肿瘤标志物检测** 通过血液测试检查甲状腺功能和特定的肿瘤标志物, 如血清甲状腺球蛋白, 有助于评估甲状腺癌的活动情况及癌症复发的可能性。同时, 血液中钙和磷水平的测定也是重要的, 特别是对于接受全甲状腺切除术的病人。

4. **胸部 X 线检查** 包括正位片、侧位片。常规的胸部 X 线检查, 有助于检查肺部是否有异常。如果 X 线片显示异常, 可能需要进一步进行胸部 CT, 以获得更详细的肺部影像。

二十一、 **为什么切除一侧甲状腺后, 另一侧又出现甲状腺癌呢**

在甲状腺癌治疗中, 即便切除了患有癌症的一侧甲状腺, 另一侧也有可能出现癌症。虽然不太常见, 但确实有可能发生。这种情况发生的原因可能有以下几个。

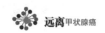

1. 多中心起源　甲状腺癌可能在甲状腺的不同部位同时形成。也就是说，即使切除了一侧含有癌细胞的甲状腺，另一侧也可能独立形成癌症。

2. 微小癌灶未被检出　在最初的诊断和治疗过程中，另一侧甲状腺中可能存在的微小癌灶可能没有被检测出来。随着时间的推移，这些微小癌灶可能发展成可检测的癌症。

3. 遗传和环境因素　遗传因素或某些环境因素（如辐射暴露）可能导致甲状腺癌的总体风险增加，从而影响到另一侧甲状腺。

4. 病理学特性　有些类型的甲状腺癌（如乳头状癌）更容易在甲状腺的两侧同时发展。

5. 长期监测中的新发展　即便初次手术成功，长期监测过程中也可能发现新的癌症。

鉴于这些原因，对于只进行了单侧甲状腺切除的病人，定期的甲状腺功能监测和影像学检查（如甲状腺彩超）是至关重要的，以及时发现和治疗新的或复发的癌症。如果有新的甲状腺癌发现，应与医生讨论适当的治疗方案，包括进一步的手术、放射性碘治疗或其他治疗方法。

二十二、为什么有的人暂时不能吃左甲状腺素钠片呢

在治疗甲状腺癌的过程中，有时医生会建议病人暂时停止服用左甲状腺素钠片。这种情况的原因可能包括如下几种。

1. 准备进行放射性碘 -131 治疗　对于需要接受这种治疗的病人来说，暂停服用左甲状腺素钠片能够帮助提高体内促甲状腺激素的水平。这样可以使甲状腺癌细胞更有效地吸收放射性碘，从而提高治疗效果。

2. 药物相互作用或副作用 如果病人服用的其他药物与左甲状腺素钠片有相互作用,或者服用该药出现了严重的不良反应,医生可能会建议暂时停药。

3. 术后恢复期 当病人剩余甲状腺经过功能代偿,产生的甲状腺激素足够病人生理需求时,可暂停服用左甲状腺素钠片。尤其是在甲状腺手术后,病人可能需要暂停服用左甲状腺素钠片,以便身体状况稳定。

4. 评估甲状腺功能 为了准确评估病人的甲状腺功能,有时需要在没有药物影响的情况下进行测试,这时可能需要暂停服用左甲状腺素钠片。

5. 调整过度治疗 如果病人的甲状腺激素水平过高,可能需要暂时停用左甲状腺素钠片,以便调整剂量。

二十三、做放射性碘-131治疗前需要做什么准备

在接受放射性碘-131治疗之前,病人做好充分准备是至关重要的,这有助于确保治疗的有效性和安全性。下面是一些关键的准备步骤。

1. 低碘饮食 在治疗前几周,开始实行低碘饮食。这样做可以降低身体内的碘水平,使甲状腺细胞在治疗期间能够更有效地吸收碘-131。

2. 停用甲状腺激素药物 临时停止服用诸如优甲乐之类的甲状腺激素药物,这是为了提高体内促甲状腺激素的水平,增强放射性碘治疗的效果。

3. 避免特定药物和补充剂 在治疗前,避免服用可能影响治疗效果的某些药物和补充剂,例如含碘的维生素或咳嗽药水。咨询医生以了解需要避免的具体药物。

4. 其他医学评估 进行必要的血液检测、肾功能检测等

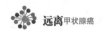

医学评估,以确保病人适合进行放射性碘治疗。

5. 安排住宿和交通 治疗后,可能需要特殊的住宿安排,以减少对他人的辐射暴露。同时,由于病人可能不适合自己驾车,因此需要提前安排交通。

6. 了解治疗后的注意事项 熟悉治疗后应遵循安全指南,如处理废物的正确方式、个人卫生措施以及与他人接触的限制。

7. 心理准备 调节好情绪,做好心理准备也是治疗重要的一环。

了解治疗的预期效果、可能的副作用和整体流程,确保在治疗前与医疗团队进行充分的沟通。

二十四、 放射性碘-131 会伤害我的身体吗

在甲状腺癌治疗中,放射性碘-131 治疗是一种有效的方法,但也可能带来一些副作用,分为近期和远期不良反应。

(一)近期不良反应

1. 颈部疼痛和肿胀 这些症状通常是暂时的,随着时间推移会逐渐减轻。部分病人可能会经历吞咽时的疼痛和不适。

2. 胃肠道反应 包括恶心、食欲减退、腹胀、胃部不适或便秘等症状。

3. 唾液腺损伤和口腔问题 放射性碘-131 治疗后可能会影响唾液腺,导致唾液腺炎,尤其是腮腺。此外,病人可能会经历味觉异常和口腔黏膜炎。

4. 血液系统的变化 可能表现为暂时性白细胞降低,少数情况下血小板减少,极少数情况可能导致全血细胞减少。

5. 泪腺问题 包括眼泪增多、对光敏感和眼干。这些症

状通常轻微,多能自行缓解。

6. 生殖系统变化　部分女性病人可能在治疗后经历短暂的月经不调。少数病人可能会有性功能下降,但这通常是多种因素造成的,大多数病人在几周内恢复正常。

(二)远期不良反应

1. 放射性肺炎和肺纤维化　主要发生在经历广泛肺转移和多次治疗的病人中,发生率相对较低。

2. 继发恶性肿瘤　虽然长期随访研究显示,放射性碘 -131 治疗后继发其他恶性肿瘤的风险很小,但仍有少数病人在治疗过程中或治疗后出现其他类型的癌症,目前尚不清楚这是否与放射性碘 -131 治疗直接相关。

二十五、做完放射性碘 -131 治疗后就能痊愈吗

完成放射性碘 -131 治疗并不意味着甲状腺癌已经痊愈。这种治疗方式对早期和分化良好的甲状腺癌特别有效,如乳头状癌和滤泡状癌。它主要用来消灭那些手术难以切除的甲状腺癌细胞,包括细小的癌灶和可能的远处转移。然而,要判断是否痊愈,需要考虑几个因素。

1. 癌症类型和阶段　不同类型和阶段的甲状腺癌对治疗的反应不同。

2. 治疗前的身体状况　病人开始治疗前的健康状况会影响治疗的效果。

3. 个体对治疗的反应　每个人对放射性碘 -131 治疗的反应都是不同的。

4. 后续治疗和监测　完成治疗后,定期的健康检查非常重要,包括甲状腺功能测试和甲状腺超声检查,以确保癌症没

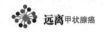

有复发或转移。治疗之后，继续保持健康的生活方式和良好的总体健康状况对于支持治疗的成功同样重要。

　　因此，与医疗团队紧密合作，遵循专业人士的建议和指导，对于实现最佳的治疗结果和维护长期健康至关重要。请记住，恢复是一个持续的过程，积极的生活方式和对健康的关注可以帮助你在这个旅程中取得成功。

参考文献

[1] Laviano A, Meguid M M, Inui A, et al. Therapy insight: Cancer anorexia-cachexia syndrome—when all you can eat is yourself. Nature clinical practice. Oncology, 2005, 2: 158-165.

[2] Samadder N J, Riegert-Johnson D, Boardman L, et al. Comparison of Universal Genetic Testing vs Guideline-Directed Targeted Testing for Patients With Hereditary Cancer Syndrome. JAMA oncology, 2021, 7: 230-237.

[3] Laurie C C, Laurie C A, Rice K, et al. Detectable clonal mosaicism from birth to old age and its relationship to cancer. Nature genetics, 2012, 44: 642-650.

[4] 刘小舟, 杨杰, 甘泉. "低焦油"卷烟相关疾病风险研究进展. 中国健康教育, 2009, 25(03): 224-226, 231.

[5] 中国抗癌协会甲状腺癌专业委员会(CATO). 甲状腺微小乳头状癌诊断与治疗中国专家共识(2016版). 中国肿瘤临床, 2016, 43(12): 526.

[6] 董芬, 张彪, 单广良. 中国甲状腺癌的流行现状和影响因素. 中国癌症杂志, 2016, (01): 47-52.

[7] 甲状腺结节和分化型甲状腺癌诊治指南. 中国肿瘤临床, 2012, 39(17): 1249-1272.

[8] 甲状腺癌诊疗指南(2022年版). 中国实用外科杂志, 2022, 42(12): 1343-1357, 1363.

[9] 武元元, 王军, 管玲, 等. TI-RADS 分级联合超声弹性

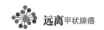

成像诊断甲状腺微小乳头状癌价值研究.中国实用外科杂志，2016，36（05）：552-555，558.

[10] 杨晓华，吴先文，邹丽，等.超声引导下细针穿刺细胞学在 TI-RADS 4 类甲状腺结节中的诊断意义.实用癌症杂志，2023，38（09）：1566.

[11] 张红梅，周红燕，汪佩，等.甲状腺癌基因检测在甲状腺结节早期诊断中的临床应用.实用医学杂志，2018，34（06）：970-973.

[12] Lam A K Papillary Thyroid Carcinoma：Current Position in Epidemiology，Genomics，and Classification. Methods in molecular biology（Clifton，N.J.），2022，2534：1-15.

[13] 吴华杰，张楠，李磊，等.甲状腺癌发病的危险因素及预防策略研究进展.昆明医科大学学报，2022，43（05）：162-167.

[14] Tejero J，Lazure F，and Gomes A P Methylmalonic acid in aging and disease. Trends in endocrinology and metabolism：TEM，2023.

[15] 王宇，田文，嵇庆海，等.甲状腺髓样癌诊断与治疗中国专家共识（2020 版）.中国实用外科杂志，2020，40（09）：1012-1020.

[16] Chen D W，Lang B H H，McLeod D S A, et al. Thyroid cancer. Lancet（London，England），2023，401：1531-1544.

[17] 王存川，任亦星.腔镜下甲状腺切除术的现状.中国微创外科杂志，2007，7（11）：1077-1078.

[18] 胡友主，王存川．腔镜甲状腺手术的几点体会与思考.实用临床医药杂志，2003（5）：430-431，433.

[19] Tae K，Ji Y B，Song C M, et al. Robotic and Endoscopic Thyroid Surgery：Evolution and Advances. Clinical and

experimental otorhinolaryngology，2019，12：1-11.

[20] Chai Y J，Chung J K，Anuwong A，et al. Transoral endoscopic thyroidectomy for papillary thyroid microcarcinoma：initial experience of a single surgeon. Annals of surgical treatment and research，2017，93：70-75.

[21] 田文，贺青卿，朱见，等．机器人手术系统辅助甲状腺和甲状旁腺手术专家共识．中国实用外科杂志，2016，36（11）：1165-1170.